Gurjeet Singh

Dinâmica de grupo

Gurjeet Singh

Dinâmica de grupo

Em Educação Médica

ScienciaScripts

Imprint

Cover image: www.ingimage.com

This book is a translation from the original published under ISBN 978-620-6-77453-2.

Publisher:
Sciencia Scripts
is a trademark of
Dodo Books Indian Ocean Ltd. and OmniScriptum S.R.L publishing group

120 High Road, East Finchley, London, N2 9ED, United Kingdom
Str. Armeneasca 28/1, office 1, Chisinau MD-2012, Republic of Moldova, Europe
Printed at: see last page
ISBN: 978-620-8-12670-4

DINÂMICA DE GRUPO

Em Educação Médica

Dr. Gurjeet Singh

AUTOR

Dr. Gurjeet Singh, Ph.D.
Bolseiro MHPE (Batch 2023),
Instituto de Educação das Profissões da Saúde,
Sri Balaji Vidyapeeth (Deemed to be University),
Pillaiyarkuppam, Puducherry, Índia.

Professor
Departamento de Microbiologia
MM Instituto de Ciências Médicas e Investigação,
Mullana, Ambala, Haryana, Índia

Índice

PREFÁCIO

É um prazer registar o sentimento de sincera gratidão pelo nobre apoio dos pais e amigos que me permitiram escrever o livro Group Dynamics in Medical Education.

Gostaria de expressar a nossa gratidão às muitas pessoas que nos acompanharam ao longo deste livro; a todos aqueles que nos apoiaram, falaram sobre o assunto, leram, escreveram, fizeram comentários, permitiram que citássemos as suas observações e ajudaram na edição, revisão e conceção.

Também gostaria de mencionar o nome da minha adorável Dra. Raksha, Professora de Microbiologia, cujo amor, apoio e ajuda foram como uma dose de reforço para mim.

Por último, mas não menos importante, gostaríamos de agradecer ao nosso pai, Sr. Dalveer Singh, e à minha mãe, Sra. Munna Kaur, pela sua motivação, amor e apoio.

A inspiração e a orientação constantes mantiveram-nos concentrados e motivados.

GURJEET SINGH

SOBRE O AUTOR

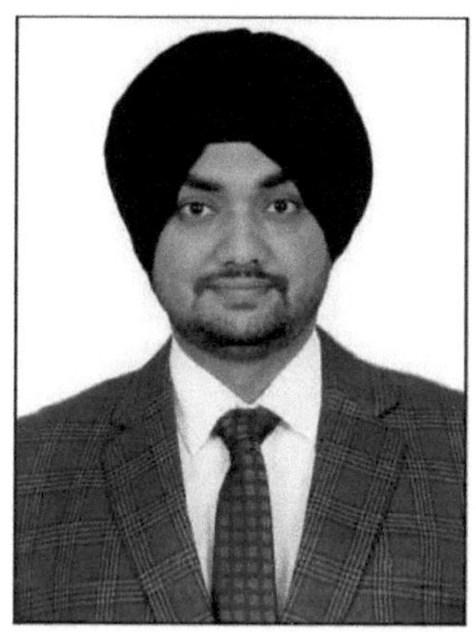

O Dr. Gurjeet Singh é um jovem cientista no domínio da microbiologia médica. Trabalha atualmente como Professor no Departamento de Microbiologia do Instituto MM de Ciências Médicas e Investigação, Maharish Markandeshwar (considerado Universidade), Mullana, Ambala, Haryana, Índia. Licenciou-se em Tecnologia de Laboratório Médico na Faculdade de Saúde e Ciências Médicas (AAIDU), Allahabad, Índia, e obteve os graus de Mestre e Doutor em Microbiologia Médica no Instituto MGM de Ciências da Saúde, Navi Mumbai, Índia. Atualmente, está a tirar um mestrado em Educação de Profissões da Saúde (MHPE) no Instituto de Educação de Profissões da Saúde, Sri Balaji Vidyapeeth (Deemed to be University), Puducherry, Índia. Publicou mais de 60 artigos de investigação em revistas nacionais e internacionais indexadas. As suas áreas de interesse são a educação médica, a parasitologia, a bacteriologia e a virologia.

Capítulo 1 : HISTÓRIA DA DINÂMICA DE GRUPOS

O estudo da dinâmica de grupo tem uma história rica que abrange várias disciplinas, incluindo a psicologia, a sociologia e o comportamento organizacional. Aqui está uma breve visão geral da história da dinâmica de grupo:

Primeiras influências (final do século XIX e início do século XX): Os fundamentos da dinâmica de grupo remontam ao final do século XIX e início do século XX. Psicólogos como Gustave Le Bon e Sigmund Freud exploraram a influência dos grupos no comportamento individual e a dinâmica do comportamento das multidões.

Gustave Le Bon

A psicologia de grupo surgiu como resultado da investigação inovadora do psicólogo social francês

Gustave Le Bon, cuja obra The Crowd: A Study of the Popular Mind (1896).

William McDougall

Na sua obra de 1920, The Group Mind, o psicólogo britânico William McDougall analisou a dinâmica de grupos de diferentes dimensões e níveis de organização.

Sigmund Freud

Sigmund Freud inspirou-se no trabalho de Le Bon para a sua primeira descrição da psicologia de grupo em Psicologia de Grupo e Análise do Ego (1922). No entanto, ele também desenvolveu uma teoria original com base nessas ideias, a partir das ideias que tinha começado a clarificar em Totem e Tabu. No seu livro de 1951, A Teoria Freudiana e o Padrão da Propaganda Fascista, Theodor Adorno recapitulou o ensaio de Freud e afirmou: "Não é exagero dizer que Freud, embora pouco interessado na fase política do problema, previu claramente a ascensão e a natureza dos movimentos de massas fascistas em categorias puramente psicológicas."

Jacob L. Moreno

O termo "psicoterapia de grupo" foi usado pela primeira vez no início dos anos 30 pelo famoso psiquiatra, dramaturgo, filósofo e teórico Jacob L. Moreno.

Kurt Lewin e a Teoria de Campo (anos 1930-1940): O estudo da dinâmica de grupo, ou a forma como os grupos e os indivíduos reagem às circunstâncias em mudança, é geralmente atribuído a Kurt Lewin, um psicólogo social que cunhou o termo em 1943, 1948 e 1951. Kurt Lewin é frequentemente considerado o pai da dinâmica de grupo moderna. Introduziu o conceito de "teoria de campo", que enfatizava a importância do ambiente social na formação do comportamento individual. Lewin realizou pesquisas influentes sobre dinâmica de grupo, incluindo estudos sobre estilos de liderança, tomada de decisões em grupo e o impacto das normas de grupo.

Aplicou a dinâmica de grupo para ajudar a sociedade e compreendê-la

William Schutz

Segundo William Schutz (1958, 1966), as relações interpessoais são caracterizadas por quatro fases: inclusão (pertenço aqui?), controlo (quem manda?) e desenvolvimento (estou incluído?).

Schutz acredita que, para que um grupo passe para a fase seguinte, cada problema deve ser resolvido à vez.

Por outro lado, se um grupo em dificuldades não for capaz de abordar os problemas não resolvidos nesta fase, pode regredir para uma fase anterior. Protect distinguiu estas dinâmicas de grupo das questões de "conteúdo", que são ostensivamente o tema das reuniões de grupo, referindo-se a elas como "o submundo interpessoal", ou processos de grupo que são principalmente invisíveis e não reconhecidos.

Wilfred Bion

Wilfred Bion (1961) efectuou um estudo psicanalítico da dinâmica de grupo e reconheceu que ele, juntamente com Ernest Jones, outro membro influente do movimento psicanalítico, foi muito influenciado por Wilfred Trotter, com quem trabalhou no University College Hospital em Londres. Ele identificou uma série de processos de grupos de massa nos quais o grupo como um todo assumia uma orientação que, na sua opinião, impedia a capacidade do grupo de realizar a tarefa em que estava ostensivamente empenhado. Os livros que Bion escreveu sobre as suas experiências estão disponíveis, particularmente

Experiences in Groups. O Instituto Tavistock expandiu e implementou as ideias e métodos de Bion.

Bruce Tuckman

As Fases de Tuckman, um paradigma de quatro fases para grupos, foi proposto por Bruce Tuckman em 1965. De acordo com o conceito de Tuckman, deve haver quatro etapas para o processo ideal de tomada de decisão em grupo:

- Formar (falsa afabilidade ou camaradagem com os outros)
- Abrir caminho (baixar a guarda e tentar abordar o assunto em causa, mesmo que a fúria se exalte)
- Normalização (adaptação uns aos outros, promoção da confiança mútua e aumento da produtividade)
- Desempenho (colaborar e trabalhar em equipa para atingir um objetivo comum com grande eficácia)

- O adiamento é a quinta etapa que Tuckman acrescentou mais tarde ao processo de dissolução de um grupo. (Adjourning também pode significar lamentar o encerramento do grupo; ou seja, lamentar).

Embora os membros de um grupo actuem de diversas formas,

este modelo descreve o padrão geral do grupo. Um grupo pode nunca chegar à fase de normalização se a desconfiança continuar.

M. Scott Peck

À semelhança das fases de formação de grupos de Tuckman, M. Scott Peck criou fases para agrupamentos de maior escala, ou comunidades. Peck descreve as fases de uma comunidade da seguinte forma:

- Um grupo imaginário
- Desordem;
- O vazio;
- Comunidade genuína

Segundo Peck, o requisito de os membros removerem os obstáculos à comunicação para estabelecerem uma verdadeira comunidade distingue as comunidades de outros tipos de grupos. As expectativas e os preconceitos, os preconceitos, a ideologia, as normas inúteis, a religião e as soluções, bem como o impulso para controlar e curar ou converter ou consertar ou resolver, são alguns exemplos de obstáculos prevalecentes. Quando um grupo de pessoas atinge um estado de "vazio" ou de calma, nasce uma comunidade.

Hackman Richard

Richard Hackman criou um paradigma de conceção e gestão de grupos de trabalho sintético e baseado na investigação. De acordo com Hackman, um grupo é eficaz quando os seus membros encontram realização e significado no grupo, quando desenvolve capacidades de desempenho futuro e quando satisfaz clientes internos e externos. Hackman apresentou cinco requisitos que aumentam a probabilidade de sucesso do grupo. Entre eles estão:

Ter um objetivo comum, fronteiras distintas que definem quem está dentro e fora do grupo e consistência na composição do grupo contribuem para ser uma verdadeira equipa.

Direção convincente: aquela que resulta de um objetivo distinto, difícil e importante.

Um grupo que funciona bem, com membros competentes que possuem um nível moderado de competências sociais, tarefas variadas e normas bem estabelecidas que ditam o comportamento adequado, tudo isto contribui para uma estrutura favorável.

Nos grupos aninhados em agrupamentos maiores (como as empresas), existe uma atmosfera de apoio. Os contextos de apoio no local de trabalho incluem: a) programas de incentivo que estimulam a cooperação e o desempenho (por exemplo, recompensas de grupo baseadas no desempenho); b) um programa de formação que melhora as competências dos membros; e c) um sistema de informação e materiais que fornece os dados e as matérias-primas necessárias (por exemplo, computadores).

Quando os membros do grupo sentem que precisam de ajuda numa tarefa ou numa situação social, é fornecido coaching especializado. De acordo com Hackman, muitos chefes de equipa são intrusivos e prejudicam a produtividade das suas equipas.

T-Group e Formação de Sensibilidade (anos 1950-1960): Nas décadas de 1950 e 1960, o movimento T-Group (Training Group) surgiu como uma forma de aprendizagem experimental centrada na dinâmica interpessoal e de grupo. Os T-Groups foram concebidos para melhorar a auto-consciência, as capacidades de comunicação e a sensibilidade aos processos de grupo. Este movimento contribuiu para o desenvolvimento de técnicas e intervenções para compreender e melhorar a dinâmica de grupo.

Comportamento Organizacional e Dinâmica de Grupo (1960s-presente): O campo do comportamento organizacional surgiu na década de 1960, centrando-se no estudo do comportamento dentro das organizações, incluindo a dinâmica de grupo. Os investigadores exploraram tópicos como a eficácia da equipa, a tomada de decisões em grupo, a resolução de conflitos e a liderança em ambientes organizacionais. Esta investigação tem informado práticas de gestão e desenvolvimento de liderança.

Abordagens contemporâneas (atual): A dinâmica de grupo continua a ser uma área vibrante de investigação e prática.

As abordagens contemporâneas provêm de várias disciplinas, incluindo a psicologia, a sociologia, a comunicação e o comportamento organizacional. A investigação atual explora tópicos como a dinâmica de grupos virtuais, a diversidade e a inclusão em grupos, o desempenho de equipas e o impacto da tecnologia nas interações de grupo.

De um modo geral, a história da dinâmica de grupo reflecte a exploração contínua da forma como os indivíduos interagem dentro dos grupos, como os grupos influenciam o comportamento individual e como os processos de grupo podem ser compreendidos e melhorados para obter melhores resultados em vários contextos.

Capítulo 2 : INTRODUÇÃO À DINÂMICA DE GRUPOS

A educação médica é um domínio complexo e multifacetado que envolve não só a aquisição de conhecimentos e competências técnicas, mas também o desenvolvimento de capacidades interpessoais e de colaboração. Esta mudança reflecte o reconhecimento de que os futuros profissionais de saúde devem trabalhar eficazmente em equipas diversificadas, adaptando-se à dinâmica evolutiva da prática médica moderna, em que a comunicação e a colaboração são fundamentais. Isto exige a integração da dinâmica de grupo nos currículos médicos, o que pode fomentar um sentido de comunidade entre os alunos e melhorar a sua capacidade de se envolverem empaticamente com os doentes e os colegas, apoiando assim o objetivo global de cultivar médicos humanistas e completos

A dinâmica de grupo no ensino médico refere-se às interações e relações entre indivíduos num grupo de estudantes de medicina ou de profissionais de saúde. Estas dinâmicas podem influenciar grandemente a experiência de aprendizagem e os resultados do grupo.

Eis alguns aspectos fundamentais da dinâmica de grupo na educação médica:

Colaboração: A dinâmica de grupo incentiva a colaboração entre os alunos, promovendo o trabalho em equipa e a partilha de conhecimentos e competências. A aprendizagem em colaboração permite que os alunos aprendam com as experiências e perspectivas uns dos outros.

Comunicação: A comunicação efectiva é essencial na educação médica. As dinâmicas de grupo proporcionam oportunidades para os estudantes praticarem e melhorarem as suas capacidades de comunicação, tais como ouvir ativamente, dar e receber feedback e exprimir ideias com clareza.

Liderança: A dinâmica de grupo permite que os alunos desenvolvam competências de liderança, assumindo papéis e responsabilidades dentro do grupo. Isto pode incluir liderar debates, organizar actividades de grupo e facilitar a tomada de decisões em grupo.

Diversidade: Os grupos de formação médica são frequentemente constituídos por indivíduos de diversas origens, culturas e experiências. A dinâmica de grupo proporciona uma plataforma para os estudantes apreciarem e aprenderem com esta diversidade, promovendo a competência cultural e uma compreensão mais alargada dos cuidados de saúde.

Resolução de conflitos: Em qualquer grupo, podem surgir conflitos devido a diferenças de opiniões, valores ou abordagens. A dinâmica de grupo oferece oportunidades para os alunos aprenderem e praticarem competências de resolução de conflitos, como a negociação, o compromisso e o desacordo respeitoso.

Motivação e apoio: A dinâmica de grupo pode aumentar a motivação e o apoio dos alunos. Trabalhar em conjunto para atingir objectivos comuns e dar incentivo e assistência uns aos outros pode criar um ambiente de aprendizagem positivo e aumentar a participação dos alunos.

Aprendizagem entre pares: A dinâmica de grupo facilita a aprendizagem entre pares, em que os alunos aprendem e ensinam-se uns aos outros. A aprendizagem entre pares pode reforçar a compreensão, clarificar conceitos e fornecer perspectivas diferentes sobre tópicos médicos.

De um modo geral, a dinâmica de grupo no ensino médico desempenha um papel crucial na promoção de uma aprendizagem eficaz, da colaboração, da comunicação, do desenvolvimento da liderança e do crescimento profissional global dos estudantes.

A "dinâmica de grupo" refere-se às interações entre as cognições e os comportamentos sociais das pessoas que operam num grupo ou entre grupos. O termo foi cunhado por um psicólogo social, Kurt Lewin, que criou o Centro de Investigação de Dinâmica de Grupo em 1945, no Instituto de Tecnologia de Massachusetts. No entanto, o seu âmbito tem sido interdisciplinar desde o início, abrangendo a psicologia, a sociologia e a antropologia, entre outras disciplinas. Recentemente, uma quantidade crescente de investigação nesta área tem aplicado princípios evolutivos para compreender a dinâmica de grupo. Aplicando uma perspetiva evolutiva, a vida em grupo pode ser vista como uma estratégia adaptativa que aumentou a sobrevivência e o sucesso reprodutivo dos humanos ancestrais. [1-3]

Um dos impulsos que promoveu esta mudança foi a hipótese do cérebro social. Estudos comparativos com outros primatas e mamíferos encontraram uma correlação positiva entre a dimensão do neocórtex relativamente ao resto do cérebro e a dimensão média do grupo da espécie. Os seres humanos estão no topo da classificação, com um neocórtex grande e um tamanho médio de grupo associado, que é extrapolado para cerca de 150 indivíduos a partir dos dados cerebrais. Tendo em conta os elevados custos metabólicos da manutenção de um cérebro grande, a hipótese do cérebro social postula que os seres humanos desenvolveram cérebros grandes para tirar o máximo partido da vida em grupos sociais grandes e complexos. Por outras palavras, é provável que muitas das nossas principais faculdades cognitivas e emocionais tenham sido ajustadas para resolver problemas adaptativos recorrentes que os humanos ancestrais encontraram na vida em grupo. O principal objetivo de uma abordagem evolutiva da dinâmica de grupo é, portanto, identificar e analisar problemas específicos de adaptação de grupo e as arquitecturas psicológicas que evoluíram para resolver esses problemas[4].

Ao longo das últimas quatro décadas, o ensino e a aprendizagem em pequenos grupos alcançou uma posição admirável no ensino médico e é muito apreciado como meio de encorajar os estudantes e melhorar o processo de aprendizagem profunda. A aprendizagem em pequenos grupos é definida como um processo de aprendizagem que tem lugar quando os estudantes trabalham em grupos de 8 10.[5,6] As sessões de ensino e aprendizagem em pequenos grupos aumentam o interesse dos estudantes, a retenção de conhecimentos, melhoram a transferência de conceitos para questões novas, as competências críticas dos estudantes, a capacidade de trabalho em equipa, a aprendizagem autónoma, as competências de comunicação, a interação estudante-corpo docente e entre pares. [7,8] Proporciona a oportunidade de articular pensamentos e fomentar pontos de vista. Há maiores expectativas em relação à capacidade dos licenciados para comunicar com os doentes e em diferentes níveis académicos e científicos. A discussão em pequenos grupos dá aos estudantes a oportunidade de monitorizarem a sua própria aprendizagem e, assim, adquirirem uma experiência de auto-direção e independência dos instrutores[9].

Caraterísticas do ensino em pequenos grupos: As caraterísticas mais importantes do ensino em pequenos grupos são o envolvimento ativo dos alunos em todo o ciclo de aprendizagem, a orientação para tarefas bem definidas com metas e objectivos específicos alcançáveis num determinado período de tempo e a reflexão baseada na experiência e na aprendizagem profunda. [5]

As vantagens do ensino em pequenos grupos: O ensino em pequenos grupos tem muitas vantagens para o aprendente. Estas incluem a autodirecção e a aprendizagem ativa, incentivam a reflexão e o controlo das actividades de aprendizagem e o desenvolvimento de competências de autorregulação conducentes à aprendizagem ao longo da vida. Desenvolve a auto-motivação, a investigação de questões, permite que o aluno teste o seu pensamento, hipóteses, aprendizagem profunda e actividades de ordem superior, como a análise, a avaliação e a síntese. Facilita um estilo adulto de aprendizagem, a aceitação da responsabilidade pessoal pelo seu próprio progresso. Promove competências transferíveis, como a liderança, o trabalho em equipa, a organização, a definição de prioridades e o incentivo aos outros, a resolução de problemas e a gestão do tempo[10,11].

Métodos de ensino em pequenos grupos: Há uma série de métodos de ensino em pequenos grupos, consoante os resultados de aprendizagem esperados. Estes métodos são adoptados em diferentes escolas médicas de acordo com o seu currículo, recursos e ambiente académico. Os principais métodos de ensino em pequenos grupos utilizados nas escolas de medicina são os tutoriais, os seminários, a aprendizagem baseada em problemas, o ensino clínico à cabeceira e na enfermaria. Trata-se de uma técnica comummente utilizada, que se baseia na elaboração, pelo professor, de perguntas de estímulo sobre as quais o grupo deve trabalhar antes de discutir e partilhar as suas conclusões. A conceção de sessões de ensino em pequenos grupos deve basear-se nos princípios fundamentais, incluindo a introdução do tema, as regras básicas, o papel de manutenção do grupo e o papel da tarefa, a atividade, a informação e o debriefing [12]. [12] O modelo de desenvolvimento de grupo de Tuckman [13] é importante para compreender e estabelecer as sessões de ensino em pequenos grupos.

O que é a Dinâmica de Grupo?

- A dinâmica de grupo é um termo geral para os processos de grupo.
- Uma vez que interagem e se influenciam mutuamente, os grupos desenvolvem uma série de processos dinâmicos que os distinguem de um conjunto aleatório de indivíduos.
- Estes processos incluem normas, papéis, relações, desenvolvimento, necessidade de pertença, influência social e efeitos no comportamento.

O que é Crowd, Group & Team?

- **Multidão:** é um conjunto de pessoas com um interesse comum a curto prazo.

Por exemplo, um conjunto de pessoas a assistir a um jogo de críquete.

- **Grupo:** é uma unidade colectiva com interesses comuns e objectivos partilhados.

Por exemplo, os professores que participam num seminário sobre educação médica representam um grupo em virtude dos seus interesses comuns.

- **Equipa:** designa um conjunto de pessoas com capacidades complementares.

Por exemplo, os formadores que realizam workshops de educação médica representam uma equipa, em que cada um é especialista numa área específica.

Grupo versus equipa

Group	**Team**
Collection of individuals who work together to complete a task	Collection of individuals, with collective identity; joined together; to achieve a goal
Leader is the commander	Leader is the facilitator
The leader is apparent and will conduct the meeting.	The members have active participation in the discussions and eventual outcome
Leader distributes the job	Team members discuss among themselves and disburse the assignments
Members are independent; achieve goal individually	Members are interdependent; achieve goal collectively

Grupo... o quê?

Um conjunto de indivíduos que têm interação frequente, influência mútua, sentimentos comuns e que trabalham em conjunto para atingir um conjunto de objectivos comuns. Objetivo comum Interação mútua Coesão

Dinâmica . ..porquê?

Precisamos de vibrações positivas

Funções do grupo:

Existem cinco funções básicas que irão evoluir e determinar a direção do grupo.

1. **Líder identificado:**

- O "Chefe"
- Será influenciado pelo grupo
- Confiará num determinado membro do grupo

2. **Líder não identificado:**

- Líder não oficial do grupo
- Tem o ouvido do chefe

- Confiável
- Opinião valiosa
- Centro de recolha de ideias
- Pode ser qualquer posto ou posição dentro do "círculo interno"
- Como é que os pode identificar?
- Fazer uma declaração controversa
- Perguntar a um certo número de membros a quem deve apresentar uma ideia

2. Comediante:

- Papel secundário de quebra de tensão dentro do grupo
- Mantém as coisas soltas
- Tem uma personalidade "para cima
- Brilhante e alegre

3. Conselheiro:

- A melhor mente jurídica em ação.
- Oferece aconselhamento gratuito sobre qualquer assunto jurídico:

- Divórcio
- Leis de trânsito
- Direitos de propriedade
- Sem formação jurídica!

4. **Queixa:**

- Zelador não oficial
- Conhece as políticas da organização
- Fornece aconselhamento sobre:
- Regras e regulamentos da organização
- Políticas de gestão
- Contrato sindical

5. **Rejeitar:**

- O papel MAIS IMPORTANTE na dinâmica do grupo
- Função primária de quebra de tensão
- A personalidade permite-lhe aceitar abusos
- Sem um rejeitado, o grupo cai no caos
- Facilitadores
- Identifique e proteja o seu Rejeitado!
- Manter a ventilação dentro da tolerância.

    Falar com o Rejeitado

Falar com os membros do grupo

Tente manter os níveis de stress dentro das tolerâncias individuais.

Quais são os cinco elementos da dinâmica de grupo?

Ao desenvolver uma equipa, é da maior importância ter uma noção básica das fases pelas quais uma equipa típica passa ao evoluir para uma equipa de elevado desempenho. Quando os líderes estão cientes de cada fase, ajudam-nos a compreender as razões do comportamento de cada membro durante essa fase e, assim, orientam os membros para a evolução da equipa para as fases seguintes. [14]

1. **Formação**

- O grupo forma
- Os membros interagem uns com os outros formalmente
- As formalidades são preservadas
- Os membros são tratados como estranhos
- Estabelece as regras de jogo

2. **Tempestade**

- Os membros começam a comunicar os seus sentimentos, mas

continuam a ver-se como indivíduos e não como parte do grupo.

- Conflito
- Hostil
- O líder gere

3. **Normalização**

- Os membros começam a senti-los como parte do grupo.
- Compreendem que, em conjunto, têm de atingir o objetivo.
- Começam a aceitar os pontos de vista dos outros.
- Respeito mútuo

4. **Atuação**

- Os membros trabalham num ambiente aberto e de confiança, onde a hierarquia não é de todo importante.
- Eles realizam o seu trabalho para atingir o objetivo.

5. **Adiamento**

- Os membros apreciam as suas realizações e felicitam-se mutuamente

contribuição do outro.[Fig.1]

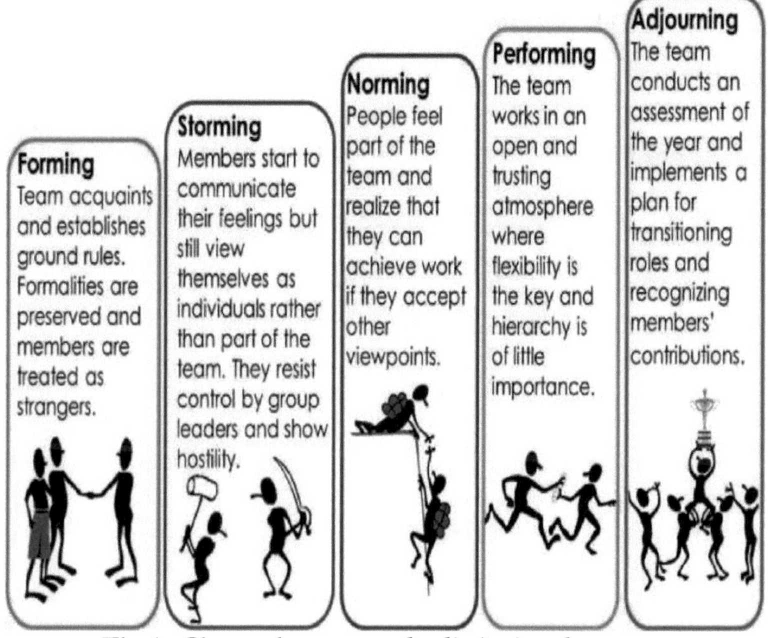

Fig.1: Cinco elementos da dinâmica de grupo

Papel dos professores

Trabalhando através destas cinco fases, as equipas de professores aprenderão:

- Como começar;
- O que esperar do processo de conceção e criação da escola;
- Como desenvolver equipas que funcionem bem; e
- Quais as etapas e tarefas a considerar na conceção e gestão da sua equipa e escola. [Fig.3]

Uma visão geral das cinco fases e do desenvolvimento da equipa:

1. **Fase de formação:** As equipas nesta fase estão apenas a começar. Os indivíduos formam uma equipa de design, fazem investigação de fundo e discutem as oportunidades e os desafios que poderão encontrar.

- Constituição da equipa de conceção
- As funções e os processos não estão claramente definidos

2. **Fase de tempestade:** Nesta fase, os membros da equipa de conceção estabelecem os modelos e processos de liderança, ensino, aprendizagem e gestão. A fase de Storming é a mais intensa de todas as fases, com numerosos passos e considerações de conceção.

- A equipa de conceção desenvolve-se mais, seguindo as funções e os processos estabelecidos na fase de Formação. A equipa também cria funções e processos para a equipa de liderança para as fases de Norming, Performing e Adjourning.
- Possíveis funções da equipa: facilitador, coordenador da proposta escolar e navegador político.

3. **Fase de normalização:** As equipas nesta fase estão a fazer a transição da equipa de conceção para a equipa de liderança. Nem todos os membros da equipa de conceção passam a ser membros da equipa de liderança. A equipa de liderança desenvolve culturas e processos que reflectem as decisões tomadas pela equipa de conceção na fase de Storming.

- A equipa de conceção transita para a equipa de liderança.
- A equipa de liderança adopta as funções e os processos criados pela equipa de conceção, aperfeiçoando-os conforme necessário.
- Possíveis funções na equipa: líderes, presidentes de comissões e representantes dos pais.

4. **Fase de desempenho:** As equipas de liderança nesta fase sabem como conduzir a sua atividade centrada no professor. Os membros da equipa estão motivados para atingir os objectivos definidos pela equipa e funcionam com competência dentro das estruturas estabelecidas. Na fase de Desempenho, as equipas aprendem a evitar perturbações culturais durante as mudanças organizacionais e a reconhecer quando a mudança é necessária para garantir o sucesso

contínuo.

- A equipa de liderança é totalmente funcional.
- As funções e os processos da fase de normalização continuam, com os aperfeiçoamentos necessários.

5. Fase de encerramento: As equipas nesta fase criaram, e estão agora a sustentar, objectivos bem sucedidos centrados nos professores. Os membros da equipa estão concentrados na tarefa de transformar os professores e o ensino.

- A equipa de liderança assume tarefas para transformar os professores e o ensino.
- As funções e os processos alargam-se para incluir o apoio e a aprendizagem.

Quais são as funções da dinâmica de grupo?

As funções de tarefa, as funções de manutenção e as funções de interesse próprio são três funções que determinam a eficácia e a produtividade do grupo. [15]

1. Funções da tarefa

Esta é a razão mais importante para formar um grupo. Para

completar a tarefa, o grupo precisará de membros que possam desempenhar um ou mais dos seguintes papéis

- **Iniciar:** propondo tarefas ou objectivos, definindo problemas e sugerindo procedimentos para uma solução
- **Procura de informações:** exigindo factos, procurando informações relevantes e pedindo sugestões ou ideias;
- **Dar informações:** apresentando factos, dando informações, afirmando convicções e dando sugestões ou ideias;
- **Clarificar ideias:** analisando e clarificando os dados, sugerindo alternativas e dando exemplos;
- **Encerrar o assunto:** resumindo, reafirmando e apresentando soluções;

Testes de consenso: através da verificação de acordos e do envio de "balões de ensaio

2. Comportamento de manutenção

Para ser eficaz, cada grupo necessita de apoio socio-emocional. Alguns membros da organização assumirão a liderança na prestação desta assistência, que incluirá

- **Motivar:** mostrando consideração pelos outros membros e dando uma resposta positiva às suas contribuições
- Aumentar a coesão do grupo: exprimindo os sentimentos do grupo, detectando os estados de espírito e as relações e partilhando sentimentos
- **Harmonizar:** conciliando as diferenças e reduzindo a tensão do grupo
- Compromisso: admitindo os erros e procurando alternativas;
- **Guardar o portão:** tentando manter as comunicações fluem, facilitando a participação dos outros e sugerindo procedimentos para partilhar o debate

Estabelecimento de padrões: lembrando aos membros as normas, regras e papéis do grupo.

3. Comportamento de interesse próprio

Esta terceira função, exibida por alguns indivíduos, afasta-se geralmente do desempenho do grupo e afecta a realização da tarefa em detrimento do grupo. As actividades que identificam o comportamento de interesse próprio são as seguintes

- **Dominar e controlar:** demonstrando falta de respeito pelos outros, cortando-lhes a palavra, não os ouvindo e repetindo as sugestões dos outros com um significado diferente;
- **Bloqueio:** abafando uma linha de pensamento e mudando o tópico, quer para longe do ponto de vista, quer para o seu próprio interesse;
- **Manipulação:** fornecendo informações em benefício próprio ou um único ponto de vista, com o objetivo de obter uma decisão que seja coerente com a sua posição;

- **Menosprezar:** através de insultos, desprezo pelo ponto de vista dos outros ou piadas sobre a contribuição de outro membro;
- **Desfazer-se** de pormenores: procurando pormenores insignificantes que atrasam uma solução, ou minando o ponto de vista de outra pessoa

Qual é a importância da dinâmica de grupo?

A dinâmica de grupo surge pela primeira vez quando um grupo de pessoas pode ser influenciado pela forma como os seus membros pensam. Os membros do grupo são sempre influenciados pelas interações dos outros membros do grupo. Se considerarmos que um grupo com um bom líder tem sempre um melhor desempenho do que um grupo com um líder fraco.

Todos os grupos podem produzir o efeito de sinergia, ou seja, se o grupo tiver membros com uma atitude positiva, o seu rendimento será mais do que o dobro. Assim, o dinamismo do grupo resulta, para além disso, na satisfação profissional dos seus membros.

O grupo também pode infundir o espírito de equipa entre os membros. A atitude, os conhecimentos e as ideias dos membros de um grupo também dependem da dinâmica do grupo. Por exemplo, os pensadores negativos tendem a converter-se em pensadores positivos com a ajuda do facilitador.

Além disso, se o grupo funcionar como um grupo coeso, a cooperação e a convergência podem resultar na maximização da produtividade. Além disso, a dinâmica de grupo pode também reduzir a agitação laboral. Por último, reduz a rotação de trabalhadores devido à ligação emocional entre os membros do grupo. [16]

Que papel desempenha a dinâmica de grupo?

A primeira indicação de dinâmica de grupo é quando os membros de um grupo podem ter um impacto nas perspectivas uns dos outros. Os membros de um grupo são sempre afectados pela forma como os outros membros se relacionam com eles. Se acreditarmos que um grupo liderado por um indivíduo forte tem sempre melhor desempenho do que um grupo liderado por um indivíduo fraco.

Cada grupo tem o potencial de produzir sinergias, o que significa que, se os seus membros tiverem uma perspetiva positiva, a sua produtividade será sempre duas vezes superior à do grupo. Por conseguinte, a dinâmica de grupo conduz também à felicidade profissional dos seus membros.

Os membros do grupo também podem ser inspirados a trabalhar em conjunto pelo grupo. A dinâmica de grupo também afecta as atitudes, percepções e ideias dos membros. Por exemplo, com a ajuda do facilitador, os pensadores negativos podem muitas vezes persuadir os pensadores positivos.

Além disso, a produção pode ser maximizada através da cooperação e da convergência se o grupo funcionar de forma coesa. Além disso, a dinâmica de grupo pode diminuir a insatisfação dos trabalhadores. Por último, devido aos fortes laços afectivos entre os membros, reduz a rotatividade da mão de obra. [16]

Que tipos de dinâmicas de grupo existem?

No seu local de trabalho, pode formar uma variedade de equipas. O tipo que selecionar deve basear-se inteiramente nos resultados que a equipa tem de alcançar.

1. Equipa formal e informal

Estas equipas são frequentemente constituídas por alguns pequenos funcionários que se juntam para trabalhar numa determinada tarefa ou objetivo. Estas equipas oficiais são designadas propositadamente pelas organizações para lidar com tarefas organizadas e dotadas de recursos, tais como abordar um requisito ou objetivo crucial e particular. Por outro lado, as equipas informais são normalmente constituídas por indivíduos com ligações pouco estreitas que se juntam para um objetivo de curto prazo e menos importante.

2. Comités

Os comités são criados principalmente para tratar de actividades ou funções importantes em curso numa organização. A composição destes comités é frequentemente determinada pela posição oficial ocupada por cada membro, como é o caso dos comités dos conselhos de administração.

3. Equipas que resolvem problemas

A organização forma estas equipas para tratar de questões críticas específicas. Aqui, o seu principal objetivo é entregar um relatório escrito à organização, possivelmente com sugestões para a resolução de quaisquer problemas. Neste caso, a equipa é frequentemente constituída por indivíduos capazes de resolver o problema e por outros que o observam e/ou vivenciam.

Grupos autogeridos e autodirigidos:

Este tipo de equipas desempenha um papel importante nas seguintes situações

1. Dinâmica de grupo numa equipa que trabalha numa tarefa particularmente complexa num ambiente em rápida mutação.

2. Neste caso, a forte apropriação e participação dos membros são cruciais e não devem ser negligenciadas.

Este tipo de equipas dá aos membros um excelente controlo sobre a forma como a equipa, no seu conjunto, produz os resultados pretendidos. Dependendo da fase atual de progresso da tarefa da equipa, a função do líder dentro da equipa pode alterar-se durante as actividades da equipa. [17]

Funções de um membro positivo da equipa

Seguem-se exemplos de papéis e comportamentos positivos dos membros da equipa que apoiam o respeito mútuo, a cooperação e a confiança e permitem que uma equipa trabalhe de forma eficaz e eficiente:

1. Motivar os outros - pedir a ajuda de outros para participar.
2. Reduzir a ansiedade, sugerindo actividades que aliviem

o stress e utilizando o humor quando necessário.

3. Demonstrar empatia, conhecendo as pessoas e descobrindo o que elas sentem em relação à equipa e às suas funções
4. Resolução de conflitos interpessoais - ouvir as preocupações levantadas pelo grupo e as sugestões de solução dos membros.
5. Ouvir ativamente os membros da equipa e garantir que se sentem necessários, apreciados e obrigados a contribuir.

Funções de um membro negativo da equipa

Seguem-se exemplos de papéis e comportamentos desfavoráveis que impedem uma equipa de trabalhar com sucesso e eficiência, desencorajando o envolvimento, a confiança e a cooperação:

1. Bloqueio: manifestar desacordo com todas as sugestões apresentadas.
2. Controlo: fazer exigências, criticar os outros e tentar exercer autoridade sobre a equipa.
3. Brincadeira - desviar a equipa com piadas e trocadilhos que fazem perder tempo e inibem o debate

concentrado.

4. Divagação: falar em todas as ocasiões e intervir constantemente no que os outros têm para dizer.
5. Retirada: evitar conversas, não contribuir ou partilhar, faltar a reuniões.

Técnicas para promover relações e gerir conflitos

1. Comunicar de forma eficaz e empática;
2. Definir claramente os objectivos e metas do trabalho de grupo;
3. Solicitar proactivamente a contribuição de outros membros do grupo;
4. Promover uma comunicação franca e aberta que mantenha o respeito mútuo e esclareça eventuais mal-entendidos.

Promover debates de grupo eficazes

Quando o objetivo da discussão em grupo é claro e inclui um ou mais destes três componentes, funciona bem:

1. Uma questão a debater

2. Um problema a resolver
3. Uma decisão a tomar.

Capítulo 3 : A DINÂMICA DE GRUPO NO ENSINO APRENDIZAGEM

A dinâmica de grupo na educação refere-se à forma como os alunos interagem uns com os outros num ambiente de grupo e como essas interações afectam o seu trabalho. A eficácia dos ambientes de ensino e aprendizagem é significativamente influenciada pela forma como os indivíduos interagem em grupo. Ao escolher temas, objectivos e actividades relevantes para o curso e ao desenvolver uma relação próxima com cada aluno, os formadores podem ter um impacto na dinâmica de grupo. Devem também tentar encorajar a participação dos alunos nas actividades da aula, a tomada de decisões democrática e a criação de confiança.

As dinâmicas de grupo têm um efeito favorável no comportamento e na psicologia dos alunos e podem conduzir a melhorias na proficiência linguística. Podem também aumentar o empenhamento, o prazer e a atitude dos alunos em relação à aprendizagem, promovendo um ambiente de aprendizagem envolvente e encorajador.

Na educação, a dinâmica de grupo diz respeito às interações entre os alunos de um grupo e à forma como essas interações influenciam o seu trabalho. A forma como as pessoas interagem em grupos tem um grande impacto no bom funcionamento dos ambientes de ensino e aprendizagem. Os instrutores podem afetar a dinâmica de grupo selecionando objectivos, temas e actividades que sejam pertinentes para a turma e construindo relações fortes com os seus alunos. Além disso, devem fazer um esforço para promover o envolvimento dos alunos nas actividades da sala de aula, a tomada de decisões democrática e o reforço da confiança dos alunos.

O comportamento e a psicologia dos alunos podem ser afectados positivamente pela dinâmica de grupo, o que também pode resultar em ganhos de proficiência linguística. Ao criarem um ambiente de aprendizagem favorável e estimulante, podem também melhorar a participação, o prazer e a atitude dos alunos em relação à aprendizagem.

Sem dúvida! A dinâmica de grupo pode melhorar muito a experiência de aprendizagem dos estudantes de medicina. Eis algumas formas de utilizar a dinâmica de grupo no ensino da medicina:

1. **Aprendizagem baseada em casos:** A dinâmica de grupo pode ser aplicada na aprendizagem baseada em casos, em que os alunos trabalham em pequenos grupos para analisar e discutir

casos clínicos. Esta abordagem promove o pensamento crítico, a capacidade de resolução de problemas e a integração de conhecimentos teóricos com cenários da vida real. Os alunos podem partilhar as suas perspectivas, discutir diagnósticos diferenciais e colaborar no desenvolvimento de planos de tratamento.

2. **Aprendizagem em equipa:** A aprendizagem em equipa consiste em dividir os alunos em equipas e atribuir-lhes casos ou tarefas médicas complexas. Os alunos trabalham em conjunto para investigar, analisar e apresentar as suas conclusões ao resto da turma. Esta abordagem promove o trabalho em equipa, as competências de comunicação e a capacidade de trabalhar eficazmente em equipas interdisciplinares de cuidados de saúde.

3. **Exercícios de simulação:** A dinâmica de grupo pode ser utilizada em exercícios de simulação, onde os alunos participam em cenários médicos realistas. Os alunos podem trabalhar em conjunto como uma equipa para gerir os cuidados aos doentes, tomar decisões e praticar competências clínicas. Isto promove o trabalho em equipa, a comunicação e o desenvolvimento do pensamento crítico e das capacidades de raciocínio clínico.

4. Ensino e aprendizagem entre pares: As dinâmicas de grupo proporcionam oportunidades de ensino e aprendizagem entre pares entre estudantes de medicina. Os estudantes podem ensinar e explicar, à vez, conceitos médicos aos seus colegas, o que reforça a sua própria compreensão e permite que os outros estudantes aprendam a partir de perspectivas diferentes. O ensino entre pares melhora as capacidades de comunicação, a retenção de conhecimentos e a capacidade de explicar conceitos complexos de uma forma simplificada.

5. Aprendizagem baseada em problemas: A dinâmica de grupo pode ser aplicada em abordagens de aprendizagem baseada em problemas (PBL) no ensino médico. Os estudantes trabalham em pequenos grupos para resolver problemas clínicos, integrando conhecimentos de diferentes disciplinas e aplicando-os a casos de doentes. A PBL promove o pensamento crítico, a aprendizagem autónoma e o desenvolvimento de competências de resolução de problemas.

6. Educação interprofissional: A dinâmica de grupo pode ser utilizada para facilitar a educação interprofissional, em que estudantes de diferentes profissões de saúde colaboram para aprender juntos. Esta abordagem promove o trabalho em equipa, a comunicação e a compreensão das funções e responsabilidades dos diferentes profissionais de saúde. Prepara os estudantes para a prática colaborativa em contextos reais de cuidados de saúde.

7. Feedback e avaliação pelos pares: A dinâmica de grupo oferece oportunidades para os alunos darem e receberem feedback dos seus pares. O feedback dos colegas promove a autorreflexão, a crítica construtiva e o desenvolvimento de competências de comunicação e interpessoais. Também incentiva os alunos a apropriarem-se da sua aprendizagem e a melhorarem as suas competências clínicas com base no feedback recebido.

Ao incorporar a dinâmica de grupo na educação médica, os educadores podem criar um ambiente de aprendizagem interativo e colaborativo que aumenta o envolvimento dos estudantes, o pensamento crítico, as competências de comunicação e a capacidade de trabalhar eficazmente em equipas de cuidados de saúde.

Capítulo 4 : DINÂMICA DE GRUPO E EDUCADORES

A dinâmica de grupo refere-se às mudanças de comportamento que ocorrem durante as interações de grupo. A dinâmica é a definição de mudança. Uma vez que as escolas funcionam como salas de aula, parques, bandas, clubes de ciências, bibliotecas e outros espaços comunitários, faz sentido que os alunos criem grupos para satisfazer necessidades, obter informações, comunicar e outros objectivos. Uma vez que o comportamento humano não é imutável, os alunos que interagem com outros membros do seu grupo ou grupos podem alterar constantemente as actividades dos outros membros. Devido às suas interações com outros membros do grupo, este tipo de mudança de comportamento dos alunos é conhecido como dinâmica de grupo.

Quando um professor planeia um projeto de cooperação para cada disciplina na sala de aula, forma diferentes grupos e atribui-lhes tarefas ou tarefas para o projeto. Para completar as diferentes tarefas do projeto, adquirir informação, obter assistência, etc., os alunos têm de interagir com os seus líderes.

Cada grupo exige que os seus membros retribuam o favor. Cada grupo tem uma influência significativa no comportamento dos seus membros. Os alunos envolvem-se com o meio ambiente para crescerem. O que depende deste desenvolvimento é o contacto social. A investigação sobre a dinâmica de grupo pode ajudar um professor a trabalhar com diferentes turmas de alunos.

Oferecer um aconselhamento adequado

Um professor que conheça bem as dinâmicas de grupo poderá ajudar os seus alunos a fazer os ajustes necessários. Uma vez que o objetivo da educação é aumentar a flexibilidade social da população, queremos que os nossos alunos interajam de forma construtiva com os seus amigos, familiares, colegas de trabalho e outras pessoas.

Os alunos podem frequentemente sentir certas dificuldades durante a sua transição. Se um professor conhecer bem os fundamentos da dinâmica de grupo e souber interagir de forma construtiva com os outros membros do grupo, dará aos alunos os conselhos certos durante o seu turno.

Reforçar o ambiente social e emocional

Não podemos sequer começar a conceber a coordenação de processos de ensino-aprendizagem interactivos, eficazes e eficientes numa sala de aula sem um contexto emocional e social suficiente. Não podemos esperar que o curso seja uma transação bem sucedida se os alunos forem negativos e não se importarem com as necessidades, expectativas ou sentimentos dos outros alunos da turma. Para ajudar os seus alunos a adaptarem-se melhor e a envolverem-se em interações saudáveis, um professor deve orientá-los através da dinâmica de grupo. O professor tem o poder de melhorar o ambiente emocional e social.

Melhorar as interações nos grupos

Os alunos da turma têm padrões de relacionamento únicos, tais como estrelas, isolados, pares recíprocos, cadeias, etc. Os professores assumirão a liderança se tiverem conhecimentos sobre a dinâmica de grupo. O líder moderno assume um papel democrático e participativo em vez de um papel autoritário.

Os alunos devem ser encorajados pelos seus professores a participar em todas as actividades escolares. Se o professor tiver estudado a dinâmica de grupo, melhorará o ambiente da turma, incutindo-lhe confiança.

O educador pode selecionar o que quer ensinar. Utilizará a sua investigação sobre a dinâmica de grupo para motivar os alunos a participarem nas actividades educativas. O professor deve promover uma melhor dinâmica de grupo na sala de aula, uma vez que esta é crucial para o processo de ensino-aprendizagem.

Possuir uma compreensão global do processo de interação

O professor deve organizar uma variedade de actividades para várias turmas. Para interagir com os grupos sociais na sala de aula, nos recreios, nos laboratórios e nas actividades extracurriculares, os professores estudam as dinâmicas de grupo. Estamos conscientes de que nenhuma turma terá todas as crianças com as mesmas necessidades, interesses ou outras caraterísticas. É possível que as suas histórias socioeconómicas sejam diferentes. O professor esforçar-se-á por verificar se esses alunos tiveram experiências positivas. A dinâmica do grupo e o mecanismo de interação devem ser plenamente compreendidos pelo professor.

Eliminar as tensões e os conflitos no seio do grupo

Diz-se que os conflitos e as pressões da comunidade interferem com a capacidade de aprendizagem dos alunos. O professor deve tentar eliminá-los. Por esta razão, o professor deve investigar o processo dinâmico do grupo.

Para além de ensinar, o papel geral de um professor deve envolver a promoção de um ambiente na sala de aula que encoraje a participação e a aprendizagem proactiva. Para este tipo de desenvolvimento, o professor deve estar completamente familiarizado com as dinâmicas de grupo, uma vez que isso facilitará as interações com os alunos.

Embora as salas de aula com mais de 100 alunos possam não ser consideradas "grupos pequenos", existem ainda muitas caraterísticas que todos os grupos partilham, incluindo as turmas enormes.

Quando estas ideias forem postas em prática, a sala de aula tornar-se-á um ambiente de aprendizagem mais profundo.

Os educadores podem tirar partido da dinâmica de grupo implementando várias estratégias que promovem a colaboração, o envolvimento e uma aprendizagem eficaz. Eis algumas estratégias a considerar:

Metas e objectivos claros: Comunicar claramente aos alunos as metas e os objectivos do trabalho de grupo. Certifique-se de que eles compreendem a finalidade e os resultados esperados das actividades de grupo. Isto ajuda os alunos a manterem-se concentrados e motivados.

Formação de grupos: Considere cuidadosamente como os grupos são formados. Procure obter um equilíbrio de competências, antecedentes e personalidades em cada grupo. Considere a utilização de uma mistura de grupos aleatórios e intencionais para incentivar a diversidade e a colaboração.

Estabelecer normas de grupo: Incentive os alunos a estabelecer normas ou diretrizes de grupo para a comunicação, participação e tomada de decisões. Isto ajuda a criar uma dinâmica de grupo positiva e respeitosa, assegurando que todos os membros têm voz e se sentem à vontade para contribuir.

Tarefas de grupo estruturadas: Conceba tarefas ou projectos estruturados que exijam colaboração e interação entre os membros do grupo. Defina claramente as funções e responsabilidades de cada membro do grupo e forneça diretrizes para a realização da tarefa. Isto promove o trabalho em equipa e a responsabilidade partilhada.

Facilitar processos de grupo: Fornecer orientação sobre como trabalhar efetivamente em grupos. Ensinar aos alunos estratégias para uma comunicação eficaz, escuta ativa, resolução de conflitos e tomada de decisões. Oferecer apoio e orientação conforme necessário para garantir uma dinâmica de grupo harmoniosa.

Incentivar a participação ativa: Criar oportunidades para todos os membros do grupo participarem e contribuírem ativamente. Incentivar a distribuição equitativa de tarefas e responsabilidades e dar apoio aos alunos mais calmos ou menos confiantes para garantir que as suas vozes são ouvidas.

Aprendizagem e ensino entre pares: Incentive a aprendizagem e o ensino entre pares dentro do grupo. Atribua funções ou tarefas específicas que exijam que os alunos ensinem ou expliquem conceitos aos seus colegas. Isto promove uma compreensão mais profunda e a retenção de conhecimentos.

Verificações regulares: Agende reuniões regulares de controlo ou de progresso com cada grupo para monitorizar o seu progresso, abordar quaisquer desafios e fornecer orientação. Isto ajuda a manter os grupos no caminho certo e permite uma intervenção atempada, se necessário.

Reflexão e feedback: Incorporar oportunidades de reflexão e feedback do grupo. Incentive os alunos a refletir sobre a sua dinâmica de grupo, comunicação e colaboração. Dê feedback sobre as suas capacidades de trabalho em equipa e ofereça sugestões para melhorar.

Responsabilidade individual: Equilibre o trabalho de grupo com a responsabilidade individual. Atribua tarefas ou avaliações individuais que exijam que os alunos demonstrem a sua compreensão e aplicação do material. Isto garante que cada aluno é responsável pela sua própria aprendizagem.

Celebrar as conquistas: Reconhecer e celebrar as realizações dos grupos. Destaque a colaboração bem sucedida, a resolução de problemas e o trabalho de equipa. Isto reforça a importância da dinâmica de grupo e motiva os alunos a envolverem-se ativamente em futuras actividades de grupo.

Ao implementar estas estratégias, os educadores podem efetivamente aproveitar a dinâmica de grupo para criar um ambiente de aprendizagem colaborativo e envolvente. O trabalho de grupo pode melhorar o pensamento crítico, as capacidades de resolução de problemas, a comunicação e o trabalho de equipa entre os alunos.

Capítulo 5 : BENEFÍCIOS DA DINÂMICA DE GRUPO

Por que razão é tão importante compreender o significado e o valor da dinâmica de uma equipa numa organização? As organizações dependem fortemente do trabalho de grupo, pelo que a gestão da dinâmica de grupo pode aumentar a produtividade, a satisfação dos clientes e o desempenho financeiro. A dinâmica de grupo pode aumentar a diversidade no local de trabalho e o envolvimento cultural, ao mesmo tempo que faz avançar a sua organização de forma significativa e pertinente. Eis algumas vantagens específicas adicionais.

A utilização de dinâmicas de grupo no ensino oferece várias vantagens tanto para os alunos como para os educadores. Eis algumas das principais vantagens:

Aprendizagem reforçada: A dinâmica de grupo promove a aprendizagem ativa e o envolvimento dos alunos. Trabalhar em colaboração em grupos permite que os alunos discutam, partilhem ideias e aprendam uns com os outros. Isto pode levar a uma compreensão mais profunda do assunto e a uma melhor retenção de conhecimentos.

Melhoria das capacidades de comunicação: O trabalho de grupo oferece oportunidades para os alunos praticarem e desenvolverem as suas capacidades de comunicação. Aprendem a exprimir as suas ideias, a ouvir ativamente os outros e a participar em debates com significado. Estas competências são essenciais para uma comunicação eficaz em vários contextos pessoais e profissionais.

Desenvolvimento do pensamento crítico e da capacidade de resolução de problemas: As actividades de grupo incentivam os alunos a pensar de forma crítica, a analisar a informação e a resolver problemas coletivamente. Aprendem a considerar diferentes perspectivas, a avaliar provas e a tomar decisões informadas. Isto promove o desenvolvimento do pensamento crítico e das capacidades de resolução de problemas.

Colaboração e trabalho de equipa: O trabalho de grupo promove a colaboração e as competências de trabalho em equipa. Os alunos aprendem a trabalhar em conjunto, a delegar tarefas e a potenciar os pontos fortes de cada um. Desenvolvem competências como a cooperação, a negociação e o compromisso, que são valiosas tanto em contextos académicos como profissionais.

Aumento do envolvimento e da motivação: As actividades de grupo podem aumentar o empenho e a motivação dos alunos. Trabalhar com os colegas num ambiente de apoio e interativo pode tornar a aprendizagem mais agradável e significativa. É mais provável que os alunos participem ativamente e se apropriem da sua aprendizagem.

Desenvolvimento social e emocional: O trabalho de grupo oferece oportunidades para os alunos interagirem com os seus pares, criarem relações e desenvolverem competências sociais. Aprendem a trabalhar eficazmente em equipa, a gerir conflitos e a ter empatia pelos outros. Isto contribui para o seu desenvolvimento social e emocional.

Perspectivas diversas e consciencialização cultural: O trabalho de grupo reúne alunos com diferentes origens, experiências e perspectivas. Isto promove a consciência cultural, a empatia e a compreensão de diferentes pontos de vista. Os alunos aprendem a apreciar a diversidade e a colaborar com indivíduos de várias origens.

Preparação para situações do mundo real: O trabalho de

grupo colaborativo reflecte situações do mundo real em que os indivíduos trabalham frequentemente em equipas para atingir objectivos comuns. Ao participarem em actividades de grupo, os alunos desenvolvem competências que são valiosas para as suas futuras vidas académicas, profissionais e pessoais.

Aprendizagem e apoio entre pares: O trabalho de grupo permite que os alunos aprendam com os seus pares e se apoiem mutuamente. Os alunos podem explicar conceitos, esclarecer dúvidas e oferecer assistência, o que reforça a sua própria compreensão do material e promove uma comunidade de aprendizagem solidária.

Crescimento pessoal e autorreflexão: O trabalho de grupo dá aos alunos a oportunidade de reflectirem sobre os seus pontos fortes e fracos e sobre os seus contributos para o grupo. Podem identificar áreas a melhorar e desenvolver a auto-consciência, o que contribui para o seu crescimento pessoal.

Ao tirar partido da dinâmica de grupo no ensino, os educadores podem criar um ambiente de aprendizagem dinâmico e interativo que promove a aprendizagem ativa, a colaboração e o desenvolvimento de competências essenciais para os alunos.

Capítulo 6 : UTILIZAÇÃO DA DINÂMICA DE GRUPO

A produtividade e a capacidade inventiva de uma organização podem ser aumentadas através da dinâmica de grupo, que é o estudo das atitudes e tendências comportamentais de um grupo. Para além disso, pode melhorar o funcionamento dos grupos e das organizações:

Reforçar a cooperação

Bons hábitos como a partilha de ideias, a demonstração de respeito e a criação de confiança podem ser reforçados pela dinâmica de grupo. As equipas de elevada confiança têm mais probabilidades de serem transparentes, prestáveis e cooperantes, o que pode melhorar a produção e o desempenho.

Resolução de litígios:

As equipas podem evitar conflitos entre os trabalhadores quando os seus estilos de trabalho internos e a sua ética divergem, utilizando a dinâmica de grupo.

Aumentar a capacidade de julgamento

Os membros de uma equipa são mais criativos e capazes de tomar melhores decisões quando agem de uma forma que beneficia o grupo como um todo.

Aumentar o rendimento e o contentamento do grupo:

As equipas que têm uma dinâmica de grupo positiva têm mais probabilidades de cumprir os prazos e acreditam que os seus membros são produtivos e estão satisfeitos.

A dinâmica de grupo no ensino pela primeira vez pode ser utilizada por vários educadores em diferentes contextos educativos. Eis alguns exemplos:

Professores de sala de aula: Os professores de sala de aula no ensino primário, secundário e superior incorporam frequentemente dinâmicas de grupo no seu ensino. Utilizam o trabalho de grupo e as actividades de colaboração para envolver os alunos, promover a aprendizagem ativa e melhorar a compreensão da matéria.

Professores de faculdades e universidades: Os professores de faculdades e universidades utilizam frequentemente dinâmicas de grupo nos seus métodos de ensino. Podem atribuir projectos de grupo, debates ou apresentações para incentivar os alunos a trabalharem em conjunto, partilharem ideias e desenvolverem o pensamento crítico e a capacidade de resolução de problemas.

Instrutores em linha: Os instrutores que leccionam cursos em linha também podem tirar partido da dinâmica de grupo através de ferramentas e plataformas de colaboração virtual. Podem criar fóruns de discussão online, tarefas de grupo ou salas de discussão virtuais para facilitar o trabalho de grupo e a interação entre os alunos.

Formadores profissionais: Os formadores em ambientes empresariais ou de desenvolvimento profissional incorporam frequentemente dinâmicas de grupo nos seus programas de formação. Utilizam actividades de grupo, dramatizações e simulações para incentivar os participantes a colaborar, partilhar experiências e aprender uns com os outros.

Facilitadores de workshops: Os facilitadores de workshops ou seminários podem utilizar dinâmicas de grupo para criar um ambiente de aprendizagem interativo e envolvente. Podem conceber exercícios de grupo, quebra-gelos e debates de grupo para incentivar a participação ativa e a partilha de conhecimentos entre os participantes.

Educadores comunitários: Os educadores que trabalham em organizações comunitárias ou sem fins lucrativos podem utilizar dinâmicas de grupo nas suas abordagens pedagógicas. Podem facilitar actividades de grupo, workshops ou projectos comunitários para promover a colaboração, a interação social e a aprendizagem na comunidade.

Professores de Educação Especial: Os professores de educação especial incorporam frequentemente dinâmicas de grupo nas suas estratégias de ensino para apoiar os alunos com necessidades de aprendizagem diversas. Podem utilizar técnicas de aprendizagem cooperativa, tutoria entre pares ou instrução em pequenos grupos para promover a colaboração e fornecer apoio individualizado.

Instrutores de línguas: Os professores de línguas utilizam frequentemente dinâmicas de grupo para melhorar a aprendizagem das línguas. Podem organizar discussões de grupo, trabalho de pares ou projectos de grupo para dar aos alunos a oportunidade de praticar a fala, a audição e a interação na língua-alvo.

Estes são apenas alguns exemplos de educadores que podem utilizar a dinâmica de grupo no seu ensino. A utilização específica da dinâmica de grupo pode variar consoante o contexto educativo, a matéria e os objectivos de aprendizagem

Capítulo 7 : EXEMPLO DE DINÂMICA DE GRUPO

Quando entrei na sala de aula, senti a tensão no ar. Era o primeiro dia da minha aula de ensino-aprendizagem e eu sabia que a dinâmica de grupo iria desempenhar um papel crucial na formação da experiência de aprendizagem dos meus alunos. Respirei fundo e lembrei-me de me manter neutra e objetiva, concentrando-me nas acções e nos acontecimentos sem qualquer preconceito ou interpretação.

Comecei a aula apresentando-me e explicando a importância da dinâmica de grupo no processo de ensino e aprendizagem. Pude ver alguns alunos a acenar com a cabeça em sinal de concordância, enquanto outros pareciam cépticos. Eu sabia que seria necessário algum tempo para que eles compreendessem e apreciassem totalmente o conceito.

Para começar, dividi os alunos em grupos de quatro e dei-lhes uma tarefa simples - construir uma torre utilizando apenas palhinhas e fita-cola. Como era de esperar, alguns grupos assumiram imediatamente o controlo, atribuindo funções e delegando tarefas. Outros pareciam perdidos, sem saber como abordar a tarefa. Um grupo até começou a discutir, cada membro querendo fazer as coisas à sua maneira.

Observei atentamente os grupos, tomando nota das suas interações e dinâmicas. O primeiro grupo a terminar a tarefa foi o que tinha atribuído papéis específicos e comunicado eficazmente. Os outros grupos seguiram logo o exemplo, e foi interessante ver como cada grupo abordou a tarefa de forma diferente.

Depois da tarefa, pedi aos alunos que reflectissem sobre a sua dinâmica de grupo. Alguns partilharam as suas frustrações com membros do grupo que não cooperavam, enquanto outros elogiaram o seu trabalho de equipa. Pude ver que os alunos estavam a começar a compreender a importância de uma dinâmica de grupo eficaz para atingir um objetivo comum.

À medida que a aula avançava, introduzi várias actividades que exigiam que os alunos trabalhassem em grupo. Com cada tarefa, pude ver que os alunos se sentiam mais à vontade uns com os outros, aprendendo a comunicar e a cooperar eficazmente. Ainda havia alguns desacordos e conflitos, mas agora eram tratados de uma forma mais construtiva.

Um dia, decidi agitar as coisas, distribuindo aleatoriamente os membros do grupo. Isto causou algum desconforto e resistência iniciais, mas os alunos acabaram por aprender a adaptar-se e a trabalhar com personalidades diferentes. Foi animador vê-los ultrapassar as suas diferenças e unirem-se como uma equipa.

Quando o semestre chegou ao fim, pude constatar uma mudança significativa na dinâmica de grupo da minha turma. Os alunos tinham aprendido a valorizar os pontos fortes de cada um e a trabalhar em conjunto como uma unidade coesa. Aprenderam também a importância da comunicação eficaz, do compromisso e do respeito num ambiente de grupo.

Reflectindo sobre a experiência, apercebi-me de que o ensino e a aprendizagem vão para além dos manuais escolares e dos exames. Trata-se de criar um ambiente de aprendizagem positivo e inclusivo, onde os alunos podem aprender uns com os outros e desenvolver competências vitais para o seu futuro. E, como professor, é minha responsabilidade facilitar este processo e ajudar os meus alunos a crescer não só a nível académico, mas também como indivíduos

Capítulo 8 : TÉCNICA DO PEIXE - ·

- Um subgrupo de alunos é observado (no "aquário") pelos restantes alunos.
- Os alunos da taça são convidados a argumentar um caso, a debater ou a representar uma situação.
- Os alunos observadores são então chamados a dar feedback, resumir o debate ou assumir o papel inverso.

Conjunto Indução:

Introduzir o conceito de que as pessoas trabalham em grupos e equipas. A melhor forma de aprender como as pessoas se comportam em grupos é através da observação. Para os fazer interagir, têm de realizar uma tarefa de grupo, que pode ser um jogo

Pergunte aos alunos se alguém tem um animal de estimação. Observam o animal de estimação, falam com ele e se ele reage (os alunos dirão que os cães e os gatos reagem).

Alguém tem um aquário, observa-o? Os peixes comportam-se de forma diferente? Mostrar uma imagem de um aquário nesta fase. [Fig. 2]

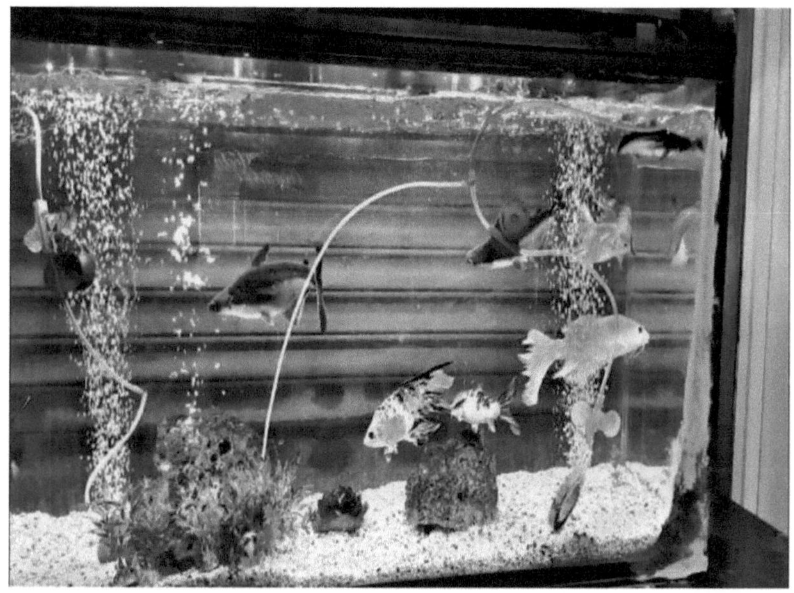

Fig.2: Peixes no aquário

Fazer a seguinte pergunta: Quando é que os peixes estão mais activos? (Quando lhes é dada comida).

Assim, para observar como as pessoas se comportam em grupo, vamos jogar um jogo chamado Fish Bowl. A "comida" seria uma atividade. Vamos observar o que os peixes fazem.

Introdução ao jogo Fish Bowl - Instruções para o jogo Fish Bowl:

- O objetivo do jogo é que um grupo (peixe) faça uma atividade e o outro grupo (taça) observe. Uma taça observará um peixe

- Os participantes dividiram-se em 4 grupos ABCD. A&C são peixes B&D são alguidar
- Durante a atividade, B1 observará A1, B2 observará A2 e assim por diante. Observar com a ajuda da lista de controlo
- A atividade terá a duração de 10 minutos. As instruções encontram-se no folheto
- Depois de o grupo A terminar, o grupo C actuará e o D observará
- No discurso em plenário, a pessoa observada como peixe não é mencionada pelo nome.

PROCEDIMENTO:

A atividade de grupo para o primeiro grupo (A) e o segundo grupo (C) é e a lista de verificação do observador é dada neste documento.

Antes da sessão, é necessário dividir os participantes em quatro grupos A,B,C,D com 8 a 20 elementos, dependendo da força dos alunos. Os membros do grupo A devem ser emparelhados com os do grupo B e os do grupo C com os do grupo D. Haverá duas rondas de jogo.

Os participantes desempenharão o papel de Peixe e de Tigela.

Quando A e C são os peixes (grupo de atividade), B D é a taça (grupo de observação). Os membros do aquário observam o peixe. Mais tarde, no plenário, devem dirigir-se ao peixe apenas como "o meu peixe" e não pelo nome.

Atividade de grupo A: Haverá duas actividades de grupo. O grupo A discutirá a atividade do Anexo 1. Enquanto discutem, o membro do par correspondente no grupo B observará o "peixe" utilizando a lista de verificação de observação e anotará o que o "peixe" fez. Os grupos C e D também podem observar a atividade. [Fig. 3]

Quando realizado numa sala de aula física, o grupo A sentar-se-á num círculo interior. O grupo B estará num círculo exterior com o observador sentado em frente ao peixe. Isto não é possível online. Por isso, os 8-20 alunos do grupo A serão fixados pelo anfitrião. Como moderador da sessão, será nomeado co-anfitrião e poderá também controlar a colocação dos alfinetes.

Uma estratégia alternativa consistiria em dispor de duas salas de discussão e realizar duas actividades paralelas.

Atividade de grupo B: Depois de terminada a primeira ronda, o grupo C realizará o trabalho de grupo do Anexo 2. O grupo D será o observador durante esta atividade.

Os membros do grupo C têm agora de ser fixados com alfinetes. O grupo D observa.

Plenário: Caraterísticas do grupo e factores que ajudam a atingir os objectivos do grupo.

Elicitação: pergunte aos alunos dos grupos A e C se realizaram a tarefa, as razões para a realizarem. Utilize o quadro branco para fazer uma lista destes pontos e intitulá-los como caraterísticas do grupo. (Ver secção II Caraterísticas de grupos eficazes nos recursos. Modificar adequadamente)

Resolução de problemas em grupo ou tomada de decisões: Apresentação pelos alunos.

Factores facilitadores, dificultadores e suavizadores do grupo: Elicitação - Peça a cada um dos alunos da taça para dizer o que o seu peixe fez numa ou duas palavras: Iniciou a discussão, manteve o tempo, registou. Apresentou, etc. Pode ser utilizada uma de duas estratégias,

Estratégia 1: O moderador escreverá os pontos no quadro branco, organizando-os sob os títulos "facilitar", "dificultar" e "suavizar". Os títulos serão dados após a organização dos pontos.

Estratégia 2: Pedir aos participantes que escrevam os pontos no quadro branco. O moderador organiza-os em rubricas.

Processo de tomada de decisão em grupo, Funções do grupo, Fases do desenvolvimento do grupo, Requisitos para um trabalho de grupo - 3 requisitos essenciais. Os alunos precisam de apresentar a solução do problema do grupo.

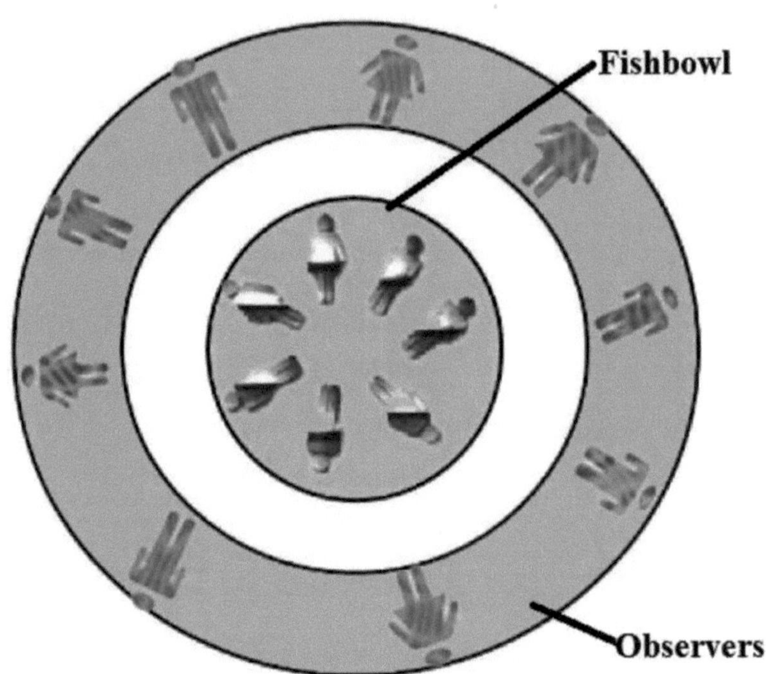

Fig.3: Técnica Fishbowl

Capítulo 9 : SNOWBALLING TÉCNICA

- Um método para resolver problemas em grupo é o snowballing. Este método funciona dando aos alunos um conjunto de desafios cada vez mais difíceis e complexos para resolverem uns a seguir aos outros. Este método funciona bem na resolução de problemas difíceis que requerem a resolução de subproblemas mais pequenos, um após o outro, para responder ao problema global.
- Indivíduos, depois casais, depois quatro, e assim por diante, para produzir gradualmente perspectivas mais amplas sobre um assunto.
- O facilitador alarga com sucesso o número de membros do grupo de trabalho e atrai uma maior variedade de perspectivas.

O que é que se passa?

O método da batalha de bolas de neve tem como objetivo estimular o pensamento crítico, a previsão, a justificação e a síntese. Os professores podem modificar a técnica de acordo com as suas necessidades.

Em primeiro lugar, peça aos alunos que escrevam numa folha de papel a resposta a um inquérito móvel relacionado com o conteúdo. Em seguida, os alunos enrolam o seu papel numa "bola de neve". Em seguida, os alunos atiram a sua "bola de neve" para o outro lado da sala para recuperar uma bola de neve não pessoal. Depois, os alunos abrem a "bola de neve" e reagem de alguma forma ao seu conteúdo. Por fim, pode colocar a questão seguinte, após o que os alunos podem repetir o processo, escrevendo a resposta subsequente no papel que têm na sua posse.

Contar uma história

1. É entregue a cada aluno uma folha com uma imagem diferente.
2. Os alunos são instruídos a olhar para a imagem na sua folha e a começar a história com apenas uma frase na sua página.

3. O aluno é instruído a rasgar a sua folha e a atirá-la para a frente da sala de aula depois de terminar a sua frase.
4. Depois disso, o aluno vira para uma página nova e retoma a nova história.

Falar sobre um assunto

1. Atribuir leituras à turma, ver vídeos, etc.
2. Dê algum tempo aos alunos para recolherem as suas próprias ideias sobre o assunto e depois peça-lhes que as discutam com a pessoa sentada à sua frente.
3. Peça às crianças para partilharem com outro par de colegas após um curto período de tempo.
4. Permita que isto continue até que toda a turma esteja a discutir. [Fig.4,5]

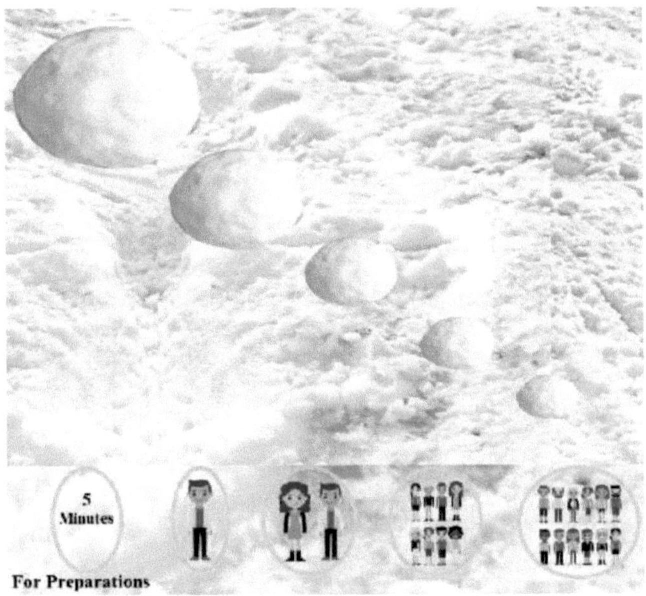

Fig.4: Bola de neve

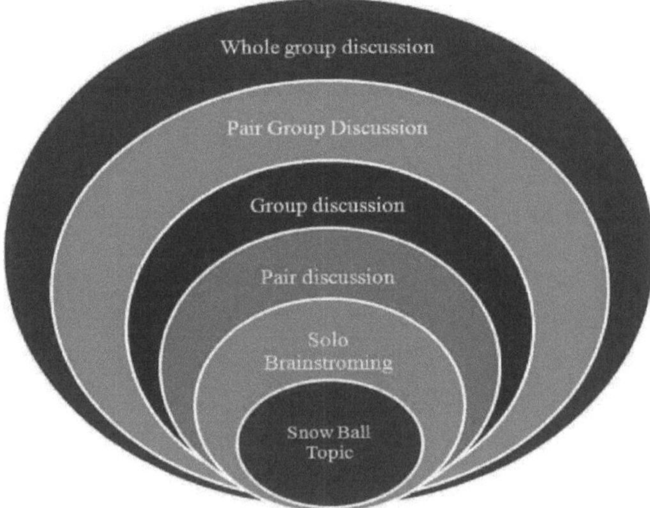

Fig.5: Técnica de snowballing

Capítulo 10 : PAPEL DOS FACILITADORES PAPEL: O QUE FAZER E O QUE NÃO FAZER

Pode ser difícil saber quais as técnicas de ensino que funcionam melhor para si e para os seus alunos enquanto professor principiante. Há estratégias que podem melhorar a sua relação com eles, e há outras tácticas que podem causar perturbações no seu horário regular.

Porque é que é crucial compreender os prós e os contras do ensino?

Compreender os prós e os contras do ensino pode ajudá-lo a preparar-se para um ano universitário bem sucedido. A aquisição de conhecimentos sobre os prós e os contras do ensino pode fornecer-lhe técnicas práticas para melhorar o seu ensino, criar uma relação com os seus alunos e melhorar o seu comportamento na sala de aula. Além disso, compreender os prós e os contras nesta posição pode ajudá-lo a aprender melhores opções para a sala de aula, ensinando-lhe o que não deve fazer.

DEZ COISAS A FAZER NO ENSINO:

1. Preste atenção aos outros educadores.

Se tiver tempo, observe como um professor diferente interage com os seus alunos durante uma hora na sua sala de aula. Tome nota das técnicas eficazes de gestão da sala de aula que ele utiliza para que possa implementar uma abordagem semelhante com os seus próprios alunos. Por outro lado, pode observar técnicas que eles utilizam com os alunos que não parecem ser particularmente benéficas, e isso pode oferecer-lhes conselhos valiosos sobre como melhorar a sua gestão.

2. Certifique-se de que varia as suas estratégias de ensino.

Uma vez que cada aluno aprende de forma diferente, pode ser benéfico empregar uma variedade de estratégias de ensino com alguns deles. Isto pode envolver o ensino do mesmo conteúdo de diferentes formas, como conversas individuais, cursos em pequenos grupos e instrução direta. Dependendo do nível de aprendizagem dos alunos, isto também pode implicar o ensino da mesma matéria, mas atribuindo fichas de trabalho e exames com diferentes níveis de dificuldade.

3. Inscrever-se em cursos para crescimento profissional.

Os professores podem continuar a sua formação e adquirir competências específicas do sector e conhecimentos sobre práticas de ensino pertinentes através do desenvolvimento profissional. Existem várias formas de frequentar aulas: pode aprender através de aulas presenciais, aulas online ou observando outros professores enquanto trabalham com os seus alunos. Para manter as suas licenças de ensino, os professores devem completar um determinado número de horas de desenvolvimento profissional, de acordo com muitos sistemas escolares. Enquanto algumas escolas decidem quais as aulas a atribuir aos seus professores, outras deixam-nos escolher as disciplinas com base nas suas preferências.

4. Oferecer oportunidades para uma aprendizagem centrada no aluno.

- Dar aos alunos a liberdade de selecionar o que e como aprendem é conhecido como aprendizagem centrada no aluno. Esta abordagem incentiva os alunos a tornarem-se mais empenhados, independentes e capacitados, dando-lhes a liberdade de aprender da forma que melhor lhes convier. Entre as tácticas centradas no aluno contam-se:

5. **Quadros de escolha: Os alunos podem escolher entre uma variedade de actividades nos quadros de escolha para mostrar que compreenderam um conceito.**

- **Aprendizagem baseada em projectos:** Neste método, os alunos selecionam um tópico de projeto com base no que aprenderam nas aulas e trabalham no projeto durante vários períodos de aulas. O trabalho do educador consiste em atuar como facilitador e prestar assistência quando necessário, uma vez que esta técnica depende da criatividade e do trabalho de equipa dos alunos.
- **Centros:** Utilizando centros, os professores permitem que os alunos trabalhem numa variedade de tarefas enquanto percorrem a sala de aula; cada centro centra-se numa nova ideia que os alunos aprenderam anteriormente.

6. **Atribua papéis aos alunos enquanto estes trabalham em grupos.**

- Atribua um papel a cada aluno quando estão a trabalhar em pequenos grupos para os ajudar a colaborar mais eficazmente. Assim, todos assumem responsabilidades, aumentando a probabilidade de se responsabilizarem por si próprios.

- As funções típicas incluem o seguinte:
- Facilitador: O facilitador funciona como o capitão designado do grupo, assegurando que o objetivo é alcançado.
- Redator: O redator regista os comentários do grupo por escrito ou através de notas.
- Cronometrista: Esta pessoa regista o tempo de chegada do grupo.
- Apresentador: O papel do apresentador é representar o grupo sempre que este tiver de apresentar as suas conclusões à turma.

7. **Estabelecer diretrizes com antecedência**

É melhor estabelecer as regras antes de os alunos entrarem na sala. Definir um tom rigoroso para o ano letivo pode ser conseguido no primeiro dia de aulas, delineando as suas expectativas e normas. Se quiser que os seus alunos mais velhos seleccionem as regras como uma turma, pode deixar que eles tenham mais voz ativa. Os alunos podem votar nas regras que acham que devem ser implementadas na sala de aula depois de trabalharem em grupos para desenvolverem as suas próprias regras.

8. **Dê o exemplo da conduta que pretende que os seus alunos tenham.**

Modelar o comportamento que deseja dos alunos é um dos métodos mais simples para os levar a seguir instruções e a comportarem-se da forma que pretende. Poderá ser necessário modelar durante alguns dias ou semanas antes de se tornar uma segunda natureza para eles, mas se for persistente nas suas tentativas, terá mais hipóteses de ser bem sucedido.

Por exemplo, é fundamental que trate os seus alunos com respeito se quiser que eles façam o mesmo por si e pelos outros. Da mesma forma, pode demonstrar-lhes exatamente como levantar as mãos antes de fazer uma pergunta.

8. Você e os seus alunos criam objectivos?

Ensine os alunos a estabelecer objectivos para si próprios no início do ano letivo. Pode começar por definir um objetivo a curto prazo, como melhorar a velocidade de corrida na aula de ginástica ou obter um "A" num teste iminente. Quando os alunos se sentirem à vontade para definir e atingir objectivos, podem começar a definir objectivos a longo prazo, como terminar a aula com uma determinada nota durante todo o semestre. Para os ajudar a escolher um objetivo que seja preciso, mensurável, exequível, relevante e baseado no tempo, pense na introdução de objectivos SMART.

9. Tentar manter a coerência.

No que diz respeito a diretrizes, normas, sanções e quaisquer outras promessas que faça aos seus alunos, tente ser coerente. Por exemplo, não se esqueça de cumprir a sua promessa de telefonar aos pais depois de lhes ter dado três advertências verbais na aula, para que eles saibam que podem confiar em si para manter a sua palavra. Manter a coerência na sala de aula é crucial para uma gestão eficiente e pode promover relações mais fortes entre si e os seus alunos.

10. Utilizar pistas não-verbais.

A construção de confiança com os seus filhos pode ser conseguida através da utilização de pistas não verbais. Por exemplo, se um aluno não estiver a prestar atenção durante uma sessão, pode dizer-lhe para parar, estabelecendo contacto visual com ele em vez de gritar o seu nome em frente da turma. Muitas vezes, os alunos deixam de ser mal-educados quando os olhamos nos olhos.

Outros indícios não-verbais incluem:

- **Postura:** Esforce-se por manter uma postura direita para projetar confiança e controlo.

- **Sorria:** Sorria para os seus filhos quando eles entram na sala todos os dias. É provável que eles percebam o seu otimismo e a sua disposição alegre e, consequentemente, se comportem melhor nas aulas.

- **As mãos:** Virar as mãos para os alunos durante uma conversa pode indicar que está mais atento ao que eles têm para dizer.

OS SETE "NÃO" DO ENSINO

1. **Não venha despreparado para a aula**

É fundamental chegar à aula pronto todos os dias. É mais provável que os alunos tenham demasiado tempo livre se não tiver a aula planeada ou se não imprimir os materiais necessários. Podem utilizar esse tempo para comportamentos perturbadores ou fora da tarefa, como usar o telemóvel. Se programar as suas aulas com antecedência, pode chegar à aula todos os dias preparado. Isto permite-lhe preparar-se com os materiais adequados e estar bem preparado para a aula de cada dia.

2. **Não limite a sua atenção à educação centrada no professor**

Quando um professor dá uma aula diretamente à turma, a aprendizagem é centrada no professor. Os alunos limitam-se a ouvir e, por vezes, a tomar notas. Embora este método de ensino possa ajudar os professores a controlar melhor e a concentrar os seus alunos, não lhes dá muitas oportunidades para pensarem de forma criativa ou trabalharem em grupo. Pode tornar-se aborrecido e fazer com que as crianças percam o interesse pelas lições que estão a ser ensinadas.

Tente incluir actividades mais interessantes e centradas nos alunos nos seus planos de aula para mudar a forma como ensina. Isto torna o conteúdo mais cativante e permite-lhes interagir uns com os outros.

3. **Não se sentar enquanto houver uma aula na sala**

Pode não ser uma boa ideia sentar-se durante muito tempo quando tem alunos na sala de aula. Algumas crianças podem desviar-se do assunto ou interferir com as actividades dos outros alunos na sala de aula. Para evitar que isso aconteça, certifique-se de que os alunos sabem que está a observá-los, percorrendo frequentemente toda a sala de aula. Os alunos podem ser encorajados a terminar o seu trabalho e o comportamento perturbador pode ser reduzido se os mantiver debaixo de olho.

4. **Não avalie os alunos apenas com base no seu comportamento durante a primeira semana.**

Muitas crianças ainda se estão a habituar aos seus novos professores no início do ano e não sabem como se comportar na aula. Durante a primeira semana de aulas, alguns alunos podem comportar-se mal e, por isso, pode concluir que não são bons alunos. Pode ser difícil manter uma boa relação com alguém que se julga demasiado cedo, e essa pessoa pode continuar a comportar-se mal.

Para evitar esta situação, tente manter a objetividade enquanto todos se habituam ao novo ano letivo. Dê a todos a oportunidade de se familiarizarem uns com os outros. Mostre alguma simpatia para com os alunos de quem tem dúvidas, pois muitas vezes eles também estão apreensivos consigo porque é novo para eles. Por vezes, basta ser simpático com eles para que se comportem bem e mudem de atitude.

5. **Não dependa demasiado dos administradores**

É fundamental que os alunos reconheçam a sua autoridade enquanto professor na sala de aula. A sua autoridade é diminuída se a maioria das acções disciplinares na sua turma forem tratadas pelos administradores. É preferível gerir as situações sozinho sempre que possível, embora seja útil e ocasionalmente necessário pedir ajuda aos administradores. Se no início do ano falar sobre os castigos com os seus filhos e os cumprir, pode não precisar tanto da ajuda da administração.

6. **Não gritar com os alunos**

Por vezes, é difícil manter a calma devido ao mau comportamento de um aluno. Quando grita com alguém porque está zangado com ele, pode fazer com que ele se comporte pior no futuro e prejudicar a sua reputação como professor. Quando se sentir furioso com um aluno e quiser gritar com ele, pare um momento para se recompor. Respire fundo fora da sala de aula ou leve o aluno que está a ofender para fora para poder falar com ele individualmente sobre o problema.

7. **Não dar aos estudantes um tratamento injusto**

Pode ser difícil não tratar alguns alunos de forma diferente dos outros com base no seu comportamento na aula, depois de os conhecer melhor. Embora os professores possam dar preferência aos seus alunos mais gregários ou curiosos, é crucial mostrar o mesmo respeito e cuidado por todos e cada um deles. Se der a mesma consideração a um aluno desordeiro, ele poderá comportar-se de forma diferente na sua aula, como resultado da sua paciência e disponibilidade para o ajudar[18,19].

Preparar-se para o trabalho colaborativo

- Pense bem na disposição dos alunos em grupos. Será fácil para os alunos criarem grupos e sentirem-se à vontade uns com os outros? Pense também na forma como o design da sala de aula afectará o volume. Os alunos conseguem ouvir-se uns aos outros com clareza? Para regular o volume, como pode a atividade ser moderada?

- Estabelecer regras inequívocas para um comportamento educado e profissional entre os estudantes, a fim de promover a inclusão e o respeito pela diversidade individual.

Envolva os alunos numa conversa sobre as suas experiências anteriores de trabalho de grupo e deixe-os definir algumas diretrizes para um trabalho de equipa produtivo. Os cartões de notas podem ser uma forma eficaz de ter esta conversa em privado. [20]

Papéis dos professores e dos alunos na dinâmica de grupo

Sr. No.	Investigations	Teacher's Role	Students Role
1	Class determined sub-topics and organizes into research groups	Leader of exploratory discussions that determine sub-topics; facilitators of awareness of interesting aspect of the general topic	Generate questions of interest; sort them into categories; join research group of choice.
2	Groups plan their investigation: what they will study and how they will go about it.	Helps groups formulate their plan; helps maintain co-operative group norms; helps find resources	Plan what to study; choose resources; assign roles and divide the study task among themselves.
3	Groups carry out the investigation	Helps with study skills; continue to help maintain cooperative norms	Seek answers to their questions; locate formation Form a variety of sources; integrate and summarize their findings
4	Groups plan	Organizes plans for	Determine main

	their presentations	presentations and coordinates them with the steering committee	idea of their findings; plan how to transmit it to the class
5	Groups make their presentations	Coordinates presentations; conducts discussion of feedback	Presenters give feedback to classmates about their presentations
6	Teacher and students evaluate Groups investigation individually in groups and class wise.	Evaluates learning of new information, higher level thinking and cooperative behavior	Refine awareness of performances as investigators and as group members.

PAPÉIS DOS PROFESSORES:

Facilitador: O professor actua como um facilitador que orienta e apoia as actividades do grupo. Fornece instruções claras, define objectivos e estabelece diretrizes para um trabalho de grupo eficaz. O professor garante que todos os alunos tenham oportunidades iguais de participar e contribuir.

Organizador: Os professores organizam e estruturam tarefas ou projectos de grupo. Atribuem funções e responsabilidades aos membros do grupo, assegurando que cada aluno tem uma tarefa específica a realizar. O professor também estabelece calendários e monitoriza o progresso dos grupos.

Fornecimento de recursos: Os professores fornecem os recursos, materiais e informações necessários para apoiar o trabalho de grupo. Oferecem orientação e assistência quando os alunos se deparam com desafios ou precisam de esclarecimentos. O professor pode também fornecer materiais de aprendizagem adicionais ou referências para melhorar a compreensão do grupo sobre o assunto.

Facilitador da reflexão e do feedback: Os professores facilitam sessões de reflexão e feedback dentro dos grupos. Incentivam os alunos a refletir sobre a sua dinâmica de grupo, comunicação e colaboração. O professor dá um feedback construtivo sobre o desempenho do grupo e oferece sugestões de melhoria.

Mediador: Em caso de conflitos ou desacordos no seio do grupo, o professor actua como mediador. Ajuda os alunos a resolver conflitos, incentiva a comunicação respeitosa e promove uma dinâmica de grupo positiva.

O professor garante que todos os membros do grupo se sentem ouvidos e valorizados.

O papel dos professores

As equipas de professores adquirirão conhecimentos sobre como começar, o que esperar do processo de conceção e criação da escola, como construir equipas que funcionem bem e quais as acções e responsabilidades a ter em conta ao conceber e gerir a sua equipa e a sua escola, trabalhando através destas cinco fases. [Figura 2]

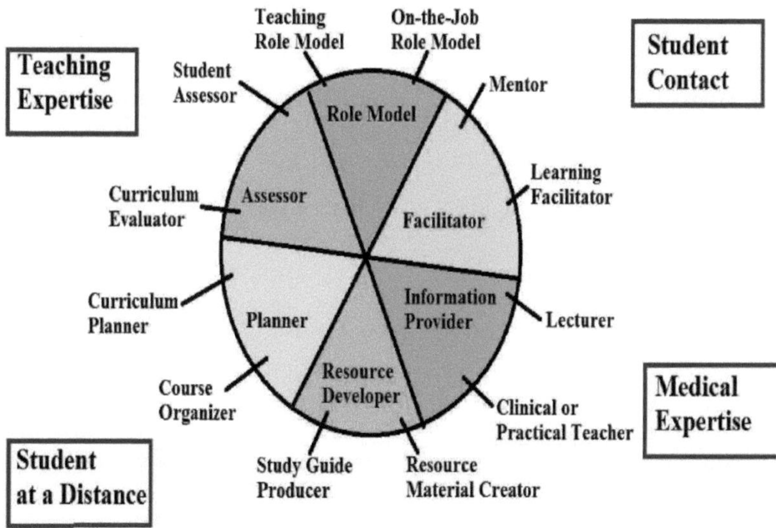

Fig.2: Papel do professor

PAPÉIS DOS ESTUDANTES:

Participante ativo: Os alunos participam ativamente nas actividades e debates do grupo. Contribuem com as suas ideias, perspectivas e conhecimentos para o grupo. Os alunos envolvem-se em debates significativos, fazem perguntas e procuram esclarecimentos quando necessário.

Colaborador: Os alunos colaboram com os membros do seu grupo, trabalhando em conjunto para um objetivo comum. Partilham responsabilidades, delegam tarefas e apoiam a aprendizagem uns dos outros. Os alunos valorizam e respeitam as contribuições dos seus colegas.

Comunicador: Os alunos comunicam eficazmente no seio do grupo. Ouvem ativamente os seus pares, expressam os seus pensamentos com clareza e dão feedback construtivo. Os alunos comunicam de forma respeitosa e inclusiva, assegurando que a voz de todos é ouvida.

Pensador crítico: Os alunos empenham-se no pensamento crítico e na resolução de problemas no seio do grupo. Analisam a informação, avaliam diferentes perspectivas e tomam decisões informadas coletivamente. Os alunos contribuem para o processo de resolução de problemas do grupo e oferecem soluções criativas.

Autorregulação: Os alunos assumem a responsabilidade pela sua própria aprendizagem no seio do grupo. Gerem o seu tempo de forma eficaz, concentram-se na tarefa e cumprem os prazos. Os alunos monitorizam o seu próprio progresso, procuram ajuda quando necessário e reflectem sobre as suas próprias contribuições para o grupo.

Apoiante: Os alunos apoiam e incentivam os membros do seu grupo. Prestam assistência, partilham recursos e oferecem ajuda quando alguém está com dificuldades. Os alunos criam um ambiente de apoio e inclusão onde todos se sentem valorizados e motivados.

Ao compreenderem e assumirem os seus respectivos papéis, tanto os professores como os alunos podem contribuir para uma dinâmica de grupo positiva e eficaz que melhore os resultados da aprendizagem e promova a colaboração.

Capítulo 11 : DESAFIOS E SOLUÇÕES EM DINÂMICA DE GRUPOS

A dinâmica de grupo no ensino médico pode apresentar desafios únicos devido à natureza complexa da matéria e aos elevados riscos envolvidos nos cuidados de saúde. Eis alguns desafios comuns e potenciais soluções para a gestão da dinâmica de grupo no ensino da medicina:

Hierarquia e dinâmica de poder: A natureza hierárquica da área da medicina pode criar desafios na dinâmica de grupo, com os estudantes a submeterem-se a figuras de autoridade ou a sentirem-se intimidados para expressar as suas opiniões.

Solução: Promover uma cultura de comunicação aberta e de respeito mútuo no seio do grupo. Incentivar os alunos a expressarem as suas ideias e perspectivas, independentemente da sua posição hierárquica. Criar um ambiente seguro e inclusivo onde todas as opiniões sejam valorizadas e consideradas.

Estilos e antecedentes de aprendizagem diversos: O ensino da medicina envolve frequentemente estudantes de diferentes origens e estilos de aprendizagem, o que pode levar a diferenças nas abordagens à aprendizagem e à colaboração.

Solução: Reconhecer e apreciar a diversidade dentro do grupo. Incentivar os alunos a partilharem as suas perspectivas e estratégias de aprendizagem únicas. Incorporar uma variedade de métodos e actividades de ensino que atendam a diferentes estilos de aprendizagem, garantindo que todos os alunos possam participar e contribuir ativamente.

Restrições de tempo e carga de trabalho: Os estudantes de medicina enfrentam frequentemente cargas de trabalho pesadas e restrições de tempo, que podem afetar a sua capacidade de participar eficazmente em actividades de grupo e de concluir tarefas.

Solução: Fornecer diretrizes e expectativas claras relativamente aos compromissos de tempo para o trabalho de grupo. Dividir as tarefas em segmentos geríveis e estabelecer prazos realistas. Incentivar competências eficazes de gestão do tempo e fornecer apoio e recursos para ajudar os alunos a equilibrar a sua carga de trabalho.

Resolução de conflitos e profissionalismo: A educação médica pode envolver situações de grande stress e pontos de vista contraditórios, o que pode levar a desacordos e conflitos no seio do grupo.

Solução: Ensinar competências de resolução de conflitos e promover o profissionalismo no seio do grupo. Enfatizar a importância da comunicação respeitosa e da escuta ativa. Fornecer orientações sobre como abordar os conflitos de forma construtiva e incentivar os alunos a procurarem um terreno comum e a encontrarem soluções que dêem prioridade aos cuidados com os doentes e ao crescimento profissional.

Avaliação e avaliação: Avaliar as contribuições individuais num contexto de grupo pode ser um desafio, uma vez que pode ser difícil determinar o nível de participação e contribuição de cada aluno.

Solução: Implementar critérios claros para avaliar os contributos individuais no âmbito do trabalho de grupo. Considere a utilização de avaliações pelos pares, auto-avaliações e reflexões de grupo para obter feedback sobre o desempenho individual. Proporcionar oportunidades aos alunos para reflectirem sobre os seus próprios contributos e estabelecerem objectivos de melhoria.

Colaboração inter-profissional: Nos cuidados de saúde, a colaboração inter-profissional efectiva é crucial. No entanto, os estudantes de diferentes disciplinas de cuidados de saúde podem ter uma compreensão limitada das funções e responsabilidades de cada um.

Solução: Incorporar actividades de ensino interprofissional que promovam a colaboração e a compreensão entre as diferentes disciplinas dos cuidados de saúde. Incentivar os estudantes a participar em debates e projectos interdisciplinares para melhorar as suas capacidades de trabalho em equipa e de comunicação.

Ao abordar estes desafios e implementar soluções adequadas, os educadores podem criar uma dinâmica de grupo de apoio e colaboração no ensino médico que prepare os estudantes para as complexidades da prática dos cuidados de saúde.

POEMA SOBRE A DINÂMICA DE GRUPO

Nos salões de aprendizagem, onde a mente voa Reunimo-nos, jovens estudiosos, com sonhos em vista Para dominar as artes da cura, com habilidade e poder E aprender a trabalhar juntos, dia e noite

Formamos uma equipa, um laço forte e verdadeiro Juntos, enfrentaremos os desafios que perseguiremos Com respeito mútuo e vontade de vencer A nossa dinâmica de grupo, uma sinfonia que ouviremos

O professor guia, com sabedoria e graça Ouvimos com atenção e tomamos o nosso lugar
No currículo, encontramos a nossa força
E aprender a trabalhar em conjunto, neste comprimento

As palestras fluem, como a corrente de um rio
Absorvemos o conhecimento, como uma esponja, ao que parece Praticamos arduamente, com diligência e cuidado E esforçamo-nos por ser os melhores, atrevemo-nos

Nas discussões em grupo, partilhamos os nossos pensamentos E aprendemos uns com os outros, como é nosso dever Debatemos e deliberamos, com respeito E crescemos como indivíduos, protegemos

Através de estudos de caso, enfrentamos a verdade E aprendemos a trabalhar juntos, na prova Analisamos e criamos estratégias, com habilidade E encontramos a melhor solução, com emoção

Nos projectos de grupo, colaboramos
Trabalhamos em conjunto, com um objetivo comum E lutamos pela excelência, com uma alma

Na educação médica, somos a equipa
Juntos aprenderemos e cresceremos com o sonho Com a dinâmica de grupo, enfrentaremos o teste E seremos os melhores, com os outros

Em grupos nos reunimos, mentes entrelaçadas Uma dança dinâmica, nossos espíritos alinhados

Com os pensamentos uns dos outros, tecemos uma maré
As nossas vozes erguem-se, os nossos corações
permanecem

Em unidade estamos, uma força tão forte
A nossa diversidade, uma bela canção
Juntos criamos, uma multidão harmoniosa
As nossas diferenças, uma multidão rica e vibrante

A cada passo, forjamos um caminho
O nosso laço torna-se forte, os nossos corações
entrelaçam-se Através de provações e conflitos,
encontramos a nossa força E emergimos, uma linha coesa

Na dinâmica de grupo, encontramos o nosso poder Juntos
erguemo-nos, a cada hora
A nossa sinergia, uma bela flor Em união, os nossos
espíritos elevam-se.

BIBLIOGRAFIA

1. Kameda T., Tindale R. S. (2006). Os grupos como dispositivos de adaptação: Docilidade humana e mecanismos de agregação de grupos em contexto evolutivo. Em Schaller M., Simpson J., Kenrick D. (Eds.), Evolution and social psychology (pp. 317-341). Nova Iorque, NY: Psychology Press.
2. Kameda T., van Vugt M., Tindale R. S. (2015). Grupos. Em Zeigler-Hill V., Welling L. L. M., Shackelford T. K. (Eds.), Perspectivas evolutivas em psicologia social (pp. 243-254). Nova Iorque, NY: Springer.
3. Tindale, R. S., & Kameda, T. (2017). Grupo tomada de decisões a partir de um perspetiva evolutiva/adaptativa. Group Processes & Intergroup Relations, 20(5), 669-680. https://doi.org/10.1177/1368430217708863
4. Dunbar RIM. Coevolução do tamanho neocortical, tamanho do grupo e linguagem em humanos. Comportamental e Ciências do Cérebro. 1993;16(4):681 -694. doi: 10.1017/S0140525X00032325
5. Crosby J. Learning in small group (Aprendizagem em pequenos grupos): AMEE Medical Education Booklet

No 8. Med Teach. 1996;19:189-2002.

6. Zubair Amin, Khoo Hoon Eng. Basics in Medical Education, World Scientific, Singapura, 2006: 115-116. Singapura: World Scientific; 2006. pp. 115-116. [Google Scholar].
7. Norman GR, Schmidt HG. The psychological basis of problem-based learning: a review of the evidence. Acad Med. 1992;67:557-565.
8. Euliano TY. Ensino em pequenos grupos: correlação clínica com um simulador de paciente humano. Adv Physiol Educ. 2001;25(1-4):36-43.
9. Henry Walton. Métodos de pequenos grupos no ensino da medicina. Med Educ. 1997;31:459-464.
10. O'Neill G. Small group including tutorials and large group teaching, Centre for Teaching and Learning. UCD-Dublin: Boas Práticas de Ensino e Aprendizagem; 2003. pp. 1-12.
11. Steinert Y. Percepções dos estudantes sobre o ensino eficaz em pequenos grupos. Med Educ. 2004;38:286-293.
12. Jones RW. Aprender e ensinar em pequenos grupos: caraterísticas, benefícios, problemas e abordagens. Anaesth Intensive Care. 2007;35(4):587-592.

13. Joy Crosby. Ensino em pequenos grupos: Centro de Educação Médica. Escócia: Universidade de Dundee; 2005. p. 3.
14. Macgowan, M. J. (2000). Evaluation of a measure of engagement for group work. Research on Social Work Practice, 10(3), 348-361.
15. Shamir, B., House, R., & Arthur, M. B. (1993). The motivation effects of charismatic leadership: A self-concept based theory. Organization Science, 4, 584.
16. Smokowski, P., Rose, S., Todar, K., & Reardon, K. (1999). Post-group casualty-status, group events and leader behavior: An early look into the dynamics of damaging group experiences. Research on Social Work Practice, 9(5), 555-574.
17. Soldz, S., Budman, S., Davis, M., & Demby, A. (1993). Para além do circumplexo interpessoal em psicoterapia de grupo: The structure and relationship to outcome of the Individual Group Member Interpersonal Process Scale. Journal of Clinical Psychology, 49, 551-563.
18. Sweeney, J. (1973). An experimental investigation of the free rider problem. Social Science Research, 2, 277-292.

19. Tsui, P., & Schultz, G. L. (1988). Factores étnicos no processo de grupo: Dinâmica cultural em grupos terapêuticos multi-étnicos. American Journal of Orthopsychiatry, 58(1), 136-142.

20. Meo SA. Etapas básicas para o estabelecimento de pequenas sessões de ensino em grupo nas escolas de medicina. Pak J Med Sci. 2013 Jul;29(4):1071-6. doi: 10.12669/pjms.294.3609. PMID: 24353692; PMCID: PMC3817785.

21. Bindels, E., Verberg, C., Scherpbier, A. et al. Reflexão revisitada: como os médicos conceptualizam e experienciam a reflexão na prática profissional - um estudo qualitativo. BMC Med Educ 18, 105 (2018). https://doi.org/10.1186/s12909-018-1218-y

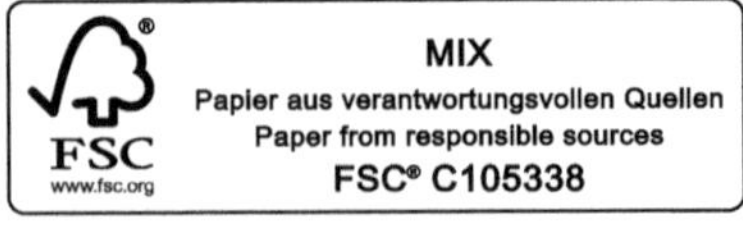

Printed by Books on Demand GmbH, Norderstedt / Germany